Ernährungsforschung

Wissenschaft und Praxis

Herausgegeben vom
Zentralinstitut für Ernährung
der Akademie der Wissenschaften
der DDR

in Zusammenarbeit mit
der Gesellschaft
für Ernährung in der DDR
der Arbeitsgruppe Ernährung
beim Nationalen Komitee für
Gesundheitserziehung der DDR
und dem Warenzeichenverband
Diätetische Erzeugnisse der DDR e.V.

Akademie-Verlag · Berlin

EVP 5,– M
31 638

Heft 3 · 1977 · Band 22

Inhalt

Herausgeber:

Zentralinstitut für Ernährung der Akademie der Wissenschaften der DDR
Direktor: Prof. Dr. habil. H. Haenel

in Zusammenarbeit mit

der Gesellschaft für Ernährung in der DDR (Vorsitzender: Prof. Dr. habil. H. Schmandke), der Arbeitsgruppe Ernährung beim Nationalen Komitee für Gesundheitserziehung der DDR (Leiter: Prof. Dr. habil. H.-A. Ketz) und dem Warenzeichenverband Diätetische Erzeugnisse der DDR e. V. (Generaldirektor: F. Schmidt).

Redaktion:

Dr. Friedbert Baum (Chefredakteur),
Dr. Jürgen Proll,
Dipl.-Journ. Richard Baier.

Redaktionsbeirat:

Dr. M. Anders, Dr. H. Groß,
Dr. sc. M. Möhr, Dr. R. Schmelter,
Prof. Dr. habil. M. Ulmann, Dr. J. Voigt.

Anschrift der Redaktion:

Zentralinstitut für Ernährung der Akademie der Wissenschaften der DDR,
DDR-1505 Bergholz-Rehbrücke,
Arthur Scheunert-Allee 114 – 116.

Verlag:

Akademie-Verlag, DDR-108 Berlin
Leipziger Str. 3 – 4; Fernruf 2200441;
Telex-Nr. 114420; Postscheckkonto:
Berlin: 35021; Bank: Staatsbank der DDR,
Berlin, Kto.-Nr.: 6836-26-20712.

Veröffentlicht unter der Lizenznummer 1656 des Presseamtes beim Vorsitzenden des Ministerrates der Deutschen Demokratischen Republik.

Gesamtherstellung:
VEB Druckerei „Thomas Müntzer",
DDR-582 Bad Langensalza.

Erscheinungsweise:
Die Zeitschrift „Ernährungsforschung" erscheint jährlich in einem Band mit 6 Heften. Bezugspreis je Band 48,– M zuzüglich Versandspesen (Preis für die DDR 30,– M); Preis je Heft 8,– M (Preis für die DDR 5,– M

Bestellnummer dieses Heftes: 1091/22/3.

AN (EDV) 7721

Bezugsmöglichkeiten:

In der DDR über den Postzeitungsvertrieb, über Buchhandlungen oder den Akademie-Verlag

Im sozialistischen Ausland über den zuständigen Postzeitungsvertrieb oder eine Buchhandlung für fremdsprachige Literatur

In der BRD und Berlin (West) über eine Buchhandlung oder die Auslieferungsstelle KUNST UND WISSEN, Erich Bieber, D-7 Stuttgart 1, Wilhelmstraße 4 – 6

In Österreich über den Globus-Buchvertrieb,
1201 Wien, Höchstädtplatz 3

Im übrigen Ausland über den Internationalen Buch- und Zeitschriftenhandel; über den Buchexport, Volkseigener Außenhandelsbetrieb der Deutschen Demokratischen Republik, DDR-701 Leipzig, Postfach 160, oder über den Akademie-Verlag,
DDR-108 Berlin, Leipziger Str. 3 – 4

Hinweise für Autoren

Die Manuskripte sind in Original-Maschinenschrift einseitig und zweizeilig der Redaktion einzureichen. Pro Zeile 35 oder 70 Anschläge. Der Umfang der Manuskripte sollte mit der Redaktion vereinbart sein. Abbildungen, Tabellen und Zwischentitel sind erwünscht. Es ist zweckmäßig, die Arbeit mit einer kurzen Zusammenfassung oder mit Schlußfolgerungen sowie mit Empfehlungen für die Praxis abzuschließen.
Die Redaktion behält sich eine Überarbeitung der angenommenen Manuskripte vor; größere Änderungen nur mit Einverständnis des Autors. Die Beiträge werden honoriert. Der Autor erhält kostenlos 25 Stück Sonderdrucke als Fortdrucke.

A. Knapp

Molekulargenetische Grundlagen des Bedarfs an Hauptnährstoffen und Vitaminen

2. Der Bedarf an Vitaminen

Im folgenden sollen einige Enzymaberrationen und dadurch bedingte Erkrankungen bzw. Krankheitsdispositionen dargestellt werden, die durch eine Vitaminzufuhr kompensierbar sind. Die dazu notwendige Menge liegt weit über der physiologischen Zufuhr, so daß Vitaminpräparate gegeben werden müssen. Man hat solche Erkrankungen auch als vitaminabhängig bezeichnet.

Die erste derartige Störung ist 1954 von Hunt beschrieben worden. Es handelt sich dabei um kurz nach der Geburt einsetzende schwere tonisch-klonische Krämpfe, die in wenigen Tagen oder Wochen zum Tode führen. Nach einer intramuskulären Gabe von 20—40 mg Vitamin B_6 verschwinden die Krämpfe in wenigen Minuten. Damit die Kinder krampffrei bleiben, ist eine lebenslängliche tägliche perorale Zufuhr des Vitamins in Dosen von etwa 20—40 mg notwendig.

Wir selbst haben ein solches Kind beobachtet. Vier Geschwister aus dieser Ehe sind in den ersten Lebenstagen an schweren unstillbaren Krämpfen gestorben. Auch bei dem fünften Kind traten die Krämpfe wieder auf. Es wurde sofort in die Kinderklinik der Medizinischen Akademie Dresden aufgenommen, wo man eine Vitamin-B_6-Therapie durchführte. Dabei verschwanden die Krämpfe. Ziemlich genau eine Woche nach Absetzen des Vitamins traten die Krämpfe wieder auf, um nach einer intramuskulären Injektion wieder zu verschwinden. Der Versuch wurde mehrfach wiederholt, jeweils mit demselben Ergebnis. Das Kind ist jetzt 6 Jahre alt und hat sich vollkommen normal entwickelt.

Es muß aber eine kontinuierliche Vitamin-B_6-Substitution erhalten. Auch jetzt noch treten Krämpfe auf, wenn die Vitamintherapie unterbrochen wird. Die Krankheit wird autosomal rezessiv vererbt. Man nimmt heute an, daß der Basisdefekt mit der γ-Aminobuttersäure zusammenhängt. Es ist dies ein Überträgerstoff im Gehirn und dämpft die Erregbarkeit der Nervenzellen. Die Verbindung entsteht aus Glutaminsäure durch Dekarboxylierung. Das Koenzym des entsprechenden Enzyms ist Pyridoxal-5-phosphat, das aus Pyridoxal durch Phosphorylierung gebildet wird. Pyridoxin, Pyridoxal und Pyridoxamin sind Verbindungen mit Vitamin-B_6-Wirksamkeit. Für dieses Vitamin sind eine ganze Reihe rezessiv vererblicher Stoffwechselstörungen beschrieben worden.

1958/62 wurde von Knapp und Mitarbeitern eine weitere vitamin-B_6-abhängige Stoffwechselstörung beschrieben, die als vitamin-B_6-abhängige hereditäre Xanthurensäureurie in die Literatur eingegangen ist. Es handelt sich um eine Störung im Tryptophanstoffwechsel, die den Abbauweg der Aminosäure über Kynurenin betrifft. Normalerweise wird eine perorale Belastung mit 10 g D,L-Tryptophan toleriert, ohne daß dabei ein nennenswerter Anstieg der Tryptophanmetaboliten Xanthurensäure, Kynurenin, Hydroxykynurenin und Kynurensäure im Harn nachweisbar ist. Besteht aber ein Vitamin-B_6-Mangel, so kommt es zu einer vermehrten Harnausscheidung der Xanthurensäure und anderer Metaboliten bis auf das 5 bis 20-fache der Norm. Man hat daher den Tryptophanbelastungstest zur Erkennung eines Vitamin-B_6-Mangels angewendet. Dabei wurde die überraschende Feststellung gemacht, daß es Personen gibt, deren Tryptophanstoffwechsel sich so verhält, als ob sie einen schweren Vitamin-B_6-Mangel hätten. Die Zufuhr des Vitamins entsprach aber völlig der Norm, wie durch eingehende Vitaminbilanzen sichergestellt werden konnte.

Eine Untersuchung der Familienmitglieder ergab dann, daß das Merkmal autosomal rezessiv vererbt wird. Homozygote Träger der Anomalie scheiden nach einer Belastung mit 10 g D,L-Tryptophan über 100 mg Xanthurensäure aus. Die Werte für Heterozygote liegen etwa zwischen 30—100 mg.

Die Schwierigkeit bei der Deutung dieser Befunde bestand darin, daß einem wohlumschriebenen Stoffwechseldefekt kein ebensolches Krankheitsbild gegenübersteht. Nach unseren Untersuchungen mit über 3000 Tryptophanbelastungen ist das Merkmal nicht allzu selten. So fanden wir bisher über 20 Familien mit dieser Störung. Ein Teil der Probanden war klinisch noch gesund.

Es fand sich aber in den betreffenden Familien eine Anfälligkeit für folgende Erkrankungen: Allergien, insbesondere Arzneimittelallergien, Obstipation, Gallenleiden, psychische und nervale Störungen, Varizen und in einigen Familien eine auffällige Häufung von Karzinomen. Tada und Mitarbeiter beschrieben zwei Familien, in denen die Probanden an Schwachsinn litten. Krämpfe und Schwachsinn werden auch von anderen Autoren beschrieben. Es war ein Defekt der Kynureninase zu vermuten. Dieses Enzym hat ebenfalls als Koenzym Pyridoxal-5-phosphat. Ein Vitamin-B_6-Mangel hat also zur Folge, daß dieses Koenzym nicht ausreichend gebildet werden kann und damit die Enzymaktivität nicht ihr normales Niveau erreicht. Dasselbe tritt auf genetischer Grundlage ein. Der genetische, einen Vitaminmangel simulierende Defekt läßt sich durch die Gabe von 20—40 mg Pyridoxin normalisieren. Eine Mutation des Enzyms, das Pyridoxal in die aktive Form überführt, scheidet aus, denn dann hätten auch andere von Pyridoxal-5-phosphat abhängige Enzymsysteme einen Aktivitätsverlust aufweisen müssen. Das war aber nicht der Fall. Pyridoxal-Koenzyme sind bei über 20 verschiedenen Stoffwechselreaktionen beteiligt. Ihr Ausfall dürfte daher ein Letalfaktor sein.

Tada und Mitarbeiter haben bei der hereditären, vitamin-B_6-abhängigen Xanthurensäureurie im Leberhomogenat die Aktivität der Kynureninase bestimmt. Diese betrug nur etwa 10% der Norm. Zugabe von Pyridoxal-5-phosphat in steigenden Dosen ergab eine Normalisierung der Enzymaktivität. Danach muß man annehmen, daß das Apoenzym an einer Stelle mutiert ist, die für die Bindung des Koenzyms verantwortlich ist. Offenbar ist die Dissoziationskonstante Apoenzym zu Koenzym verändert. Damit eine Bindung stattfinden kann, muß vermehrt Koenzym angeboten werden. Ähnliches haben auch die Versuche von Grimm und Mitarb. 1975 ergeben.

In der Tabelle 1 sind die bisher bekannten vitaminabhängigen Stoffwechselstörungen angegeben. Dabei kann die Vitaminabhängigkeit nur eine einzige, von diesem Vitamin abhängige Stoffwechselreaktion betreffen, oder alle Funktionen des Vitamins sind in Mitleidenschaft gezogen.

Den erstgenannten Typ finden wir bei der Xanthurensäureurie, der Zystathioninurie, der Homozystinurie (vitamin-B_6-abhängig) und der Leuzinose (vitamin-B_1-abhängig).

Den zweiten Typ treffen wir besonders typisch bei der Hypophosphat-hypokalzämischen Rachitis. Die Mutation betrifft in diesem Falle das Enzym, welches Cholekalziferol in die biologisch aktive Form, nämlich Hydroxycholekalziferol, umwandelt. Das dadurch entstehende Krankheitsbild entspricht in allen Zügen einer schweren Rachitis mit dem einzigen Unterschied, daß bei den Kranken die Vitamin-D_3-Zufuhr vollständig normal ist und auch die entsprechend durchgeführte Prophylaxe nicht ausreichte. In der frühen Kindheit läßt sich das Leiden durch pharmakologische Dosen von Vitamin D_3 verhüten. Aber auch im Erwachsenenalter kann das Leiden erheblich gebessert werden. Man gibt täglich 20000—40000 IE Vitamin D_3. Dabei ist sorgsamste Kontrolle des Kalzium- und Phosphatspiegels notwendig, um eine Überdosierung zu verhüten.

Noch ein anderes Phänomen ist von Interesse. Es gibt von den in der Tabelle erfaßten Störungen sowohl vitaminabhängige, als auch vitaminunabhängige. Bei letzteren muß man annehmen, daß sie eine Mutation darstellen, die andere aktive Zentren des Enzymmoleküls betreffen. Aus der Tabelle 2 kann man ablesen, welche Möglichkeiten es für vitaminabhängige Stoffwechselstörungen gibt.

Wenden wir unsere im ersten Teil gemachten populationsgenetischen Ausführungen auch auf vitaminabhängige genetische Störungen an. Mit Ausnahme der hereditären vitamin-B_6-abhängigen Xanthurensäureurie sind alle sehr selten. Weniger selten sind dagegen wiederum heterozygote Anlageträger für solche Mutationen. Diese sind zwar im üblichen Sinne gesund. Die Aktivität eines bestimmten Enzyms beträgt aber nur die Hälfte und weniger im Vergleich zur übrigen Bevölkerung. Durch erhöhte Vitaminzufuhr kann die En-

Tabelle 1
Vitaminabhängige, genetische Stoffwechselstörungen[1]

Name der Erkrankung	Vitamin	Klinische Erscheinungen	Betroffenes Enzym bzw. Protein	Erstbeschreiber u. Literatur
Vitamin-B_6-abhängige Krämpfe	Vit. B_6	Schwere, kurz nach der Geburt einsetzende tonisch-klonische Krämpfe, ohne Behandlung in wenigen Tagen tödlich	Glutamat-Dekarboxylase	Hunt 1954
Epileptiforme Krämpfe in den ersten Lebensjahren	Vit. B_6	In den ersten Lebensjahren auftretende Krämpfe, in schwerem Schwachsinn endend		Scriver 1960, eigene Beobachtungen
Hypochrome Anämie, vitamin-B_6-abhängig	Vit. B_6	Hypochrome, hypersiderinämische Anämie; in der Kindheit, aber auch bei Erwachsenen auftretend	δ-Aminolävulinsäure-Synthetase	Horrigan u. Harris, 1954
Xanthurensäureurie	Vit. B_6	Unterschiedlich, auch bei Gesunden vorkommend	Kynureninase	Knapp et al. 1960, Komrower et al. 1964
Cystathioninurie*)	Vit. B_6	Schwachsinn, auch bei Gesunden vorkommend	Cystathioninase	Harris et al. 1954, Frimpter 1965
Homozystinurie*)	Vit. B_6	Schwachsinn u. a.	Cystathioninsynthetase	Carson u. Neill 1962, Hollowell et al. 1968
Familiäre Vitamin-B_{12}-Malabsorption	Vit. B_{12}	Megaloblastäre Anämie, Proteinurie	Transportprotein?	Mackenzie et al. 1972
Vitamin-B_1-abhängige Megaloblastenanämie	Vit. B_1	Megaloblastenanämie		Rogers et al. 1969
Hypokalzämische, hypophosphatämische Rachitis	Vit. D_3	Rachitis	Cholecalciferol-3-Hydroxylase	Frazer u. Salter 1958, Prader et al. 1961, Arnaud et al. 1970
Leuzinose*) (Ahornsirupkrankheit)	Vit. B_1	Schwachsinn, Krämpfe, Tod meist in früher Kindheit	Dekarboxylase der verzweigtkettigen Ketosäuren	Scriver 1971
Methylmalonsäureurie*)	Vit. B_{12}	Azidose, Ketonurie	Methylmalonat-Isomerase, Bildung des Vit.-B_{12}-Coenzyms blockiert	Rosenberg et al. 1968
Methylkrotonylglyzinurie*)	Biotin	Azidose, Ketonurie	Methylkrotonyl-CoA-Karboxylase mutiert	Gompertz et al. 1971
Störungen im Folsäure-Stoffwechsel	Folsäure	Schwachsinn, mit oder ohne neurol. Symptome, Homozystinurie, Schizophrenie, megaloblastäre Anämie, die erst auf pharmakologische Dosen anspricht	kongenitale Malabsorption der Folsäure, Mutation an einem der folgenden Enzyme: Dihydrofolat-Reductase, Methyl-THF-Cyclohydrolase, Methylen-THF-Reductase, 5-Methyl-THF-Homozystein-Methyltransferase	Zusammenfassende Darstellung: Erbe 1975

[1] Die mit einem *) versehenen Störungen kommen als vitaminabhängige, aber auch als vitaminunabhängige Erkrankungen vor.

Tabelle 2

Möglichkeiten für vitaminabhängige genetische Stoffwechselstörungen
1. Veränderung der Dissoziationskonstante Apoenzym zu Koenzym durch eine Mutation am Apoenzym, die die Bindung des Koenzyms betrifft.
2. Mutation am Enzym, das die Bildung des Koenzyms aus dem betreffenden Vitamin katalysiert.
3. Mutation an Transportproteinen, die für die intrazelluläre Akkumulation des Vitamins entgegen dem Konzentrationsgefälle verantwortlich sind.

zymaktivität derjenigen der Gesamtbevölkerung angeglichen werden. Ob eine Notwendigkeit dazu besteht, läßt sich zunächst schwer entscheiden, weil das Beobachtungsmaterial noch zu gering ist. Immerhin ist bei solchen vitaminabhängigen Enzymopathien eine Vitaminsubstitution wissenschaftlich begründet.

Enzympolymorphismen und genetisch bedingte, pathologische Enzymmuster sind im Laufe der Evolution entstanden. Ihre Häufigkeit und Verteilung hängt von dem umweltbedingten Selektionsdruck ab. Ein solcher wichtiger Selektionsfaktor ist die Ernährung. Diese war aber in den vergangenen Jahrtausenden sowohl in kalorischer Hinsicht — wenn man die schwere körperliche Arbeit berücksichtigt — als auch bezüglich der Eiweißzufuhr für den größten Teil der Bevölkerung recht kärglich. Zudem wurde die Bevölkerung nicht selten durch schwere Hungersnöte dezimiert. Heterozygote Mutanten, die unter diesen Umweltbedingungen einen Vorteil hatten, haben zugenommen. Andere sind verschwunden. Unser genetisch bedingtes Stoffwechselmuster ist also zumindest teilweise als Folge früherer Umweltbedingungen entstanden. Diese Bedingungen haben sich in den letzten 50—100 Jahren grundlegend geändert, indem wir jetzt in allen hochentwickelten Industriestaaten eine Überernährung feststellen können.

Da wir darauf genetisch nicht „programmiert sind", treten bestimmte Erkrankungen heute gehäuft auf. Es wäre aber falsch, daraus zu schließen, daß wir warten müssen, bis durch die Evolution dieses Mißverhältnis korrigiert wird; denn die Evolution verläuft im Schneckentempo, im Vergleich dazu die gesellschaftliche Entwicklung im D-Zug-Tempo.

Da Ernährung einer der wichtigsten Umweltfaktoren ist, kann man unschwer erkennen, welche entscheidende Bedeutung die Ernährungsforschung heute hat. In diesem Zusammenhang sei an die Bedeutung der Hypercholesterinämie für die Entstehung ischämischer Herzerkrankungen erinnert. Durch sorgfältige Familienuntersuchungen hat man festgestellt, daß eine bestimmte Form der Hypercholesterinämie (Typ II nach Fredrickson) durch ein Einzelgen bedingt ist und autosomal dominant nach den Mendel'schen Gesetzen vererbt wird. Nachdem klargestellt war, daß es sich um einen Einzelgendefekt handeln muß, war es auch möglich, den Basisdefekt zu erforschen. Brown und Goldstein stellten 1973 fest, daß bei solchen Kranken ein Rezeptorprotein an der Zelloberfläche fehlt. Der begrenzende Schritt für die Synthese des Cholesterins ist die Bildung der Mevalonsäure aus 3-Hydroxy-3-methylglutaryl-Koenzym A durch eine entsprechende Reduktase. Fibroblasten von Kranken mit Hypercholesterinämie Typ II haben eine erheblich höhere Aktivität dieses Enzyms als Fibroblasten von Gesunden. Entfernt man aus dem Kulturmedium das β-Lipoproteid (aus dem zugesetzten Serum), so steigt auch die Enzymaktivität der „gesunden" Fibroblasten an. Mit diesen und anderen sehr eleganten Versuchen ist nachgewiesen worden, daß Cholesterin eine „feed back inhibition" der Cholesterinsynthese über die Bildung der Mevalonsäure bewirkt. Diese wird wirksam über Proteinrezeptoren an der Zelloberfläche, die das Signal zur Bremsung der Cholesterinsynthese in das Zellinnere weitergeben. Mit diesem Beispiel sei demonstriert, wie eng Ernährungsforschung, medizinische Genetik und Biochemie zusammenwirken müssen, wenn brauchbare Resultate für die Erforschung einer Krankheitsursache auf molekulargenetischer Ebene erhalten werden sollen und damit eines Tages auch eine wirkungsvolle Behandlung möglich wird.

Literatur kann beim Verfasser angefordert werden.

Prof. Dr. sc. A. Knapp
Forschungsstelle für
Medizinische Ernährungslehre
Hautklinik
Ernst-Moritz-Arndt-Universität
Greifswald

SALIMA, die Vierte

Ende Februar ging der IV. Internationale Nahrungsmittelsalon „SALIMA '77" zu Ende. Eine Woche lang konnten sich Fachleute und Besucher vom gegenwärtigen Stand der Nahrungsmittelindustrie zahlreicher Länder informieren. In diesem Jahr waren in Brno 708 Aussteller aus 31 Ländern vertreten. Von den sozialistischen Staaten war die DDR neben dem Veranstalterland der größte Aussteller.

Erstmalig war die Ständige RGW-Kommission für Nahrungsmittelindustrie einbezogen, denn das wissenschaftlich-technische Begleitprogramm ist zu einer wesentlichen Komponente der SALIMA geworden. Wer alle bisherigen Salons in Brno besucht hat, wird feststellen, daß die Exponate im wesentlichen dieselben sind, von jährlich 30 bis 40 Neuheiten abgesehen. Aber es ist klar, daß die SALIMA eher eine „Schau der Spezialitäten" ist und vor allem mithelfen soll, Probleme für die Zukunft zu lösen.

Jedes Land „lockte" mit Spezialitäten: Kuba mit 80 g-Gläsern mit feinen Champignons, Italien mit Endlos-Nudeln (Spaghetti-Art), die Ungarische VR mit zarten süßen Maiskörnern, die VR Polen mit hervorragenden Marmeladen und tiefgefrorenen Früchten — um nur einige zu nennen. Beeindruckend die Produkte der ČSSR, in erster Linie Erzeugnisse der Fleischwarenindustrie. In kleineren Portionen abgepacktes mageres Fleisch (Geflügelwurst, Truthahnschinken, geräucherte Hühnchen, Truthahn á la Lachs, Fasan in der Konserve) begeisterten die Fachwelt ebenso wie Himbeer- und Preiselbeer-Konserven, Nudeln mit Vitaminen, Instant-Milchmixgetränke sowie nicht zuletzt das Sortiment der Kindernahrung.

Großes Interesse erregten auch die ausgestellten Maschinen zur Herstellung neuer Arten von Lebensmitteln und von halbfertigen und fertigen Gerichten sowie Verpackungsmaschinen, die von den Ausstellern sehr eindrucksvoll in Aktion vorgeführt wurden.

Fazit: Die SALIMA ist noch jung, doch wird das Interesse, das man ihr entgegenbringt, immer größer, zumal sie auch in diesem Jahr Fachleute und Besucher nicht enttäuschte.

(Auszugsweise aus „Prager Volkszeitung")

O. Dehler

Bekämpfung der kindlichen Adipositas — ein Therapieversuch

Diätkurse für die Mütter übergewichtiger Kinder

Die Gefahren der Fettsucht sind bekannt: im Kindes- und Jugendalter stehen neben statischen Beschwerden psychische Veränderungen im Vordergrund. Der Übergewichtige wird belächelt wegen seines Aussehens, seiner oft geringeren Leistungsfähigkeit im Sport und seiner meist auch schlechteren Beweglichkeit gegenüber Normalgewichtigen.

Adipöse Erwachsene neigen gehäuft zu Herz-Kreislauferkrankungen, Arteriosklerose, Hypertonie, Arthrosen der Beingelenke und vor allem auch zum Diabetes. Die überdurchschnittlich große Zahl der Frühinvaliden und die deutlich verkürzte Lebenserwartung Adipöser konnten in Versicherungsstatistiken eindrucksvoll nachgewiesen werden.

Die Ursachen der Adipositas sind vielfältig. Sicher ist, daß in den meisten Fällen zuviel Kalorien zugeführt werden, nicht selten besteht auch eine Bewegungsarmut. Interessant ist, daß bei den Übergewichtigen das Sättigungsgefühl nicht rechtzeitig einsetzt oder übergangen wird. Möglicherweise wurde schon in der Säuglingszeit durch zu reichliche oder zu reichhaltige Nahrung das natürliche Sättigungsgefühl mehr oder weniger gewaltsam abgewöhnt.

Durchführung und Inhalt der Diätkurse

Bei unserer Arbeit im Jugendgesundheitsschutz fallen uns in steigendem Maße übergewichtige Kinder und Jugendliche auf. In unserer Adipösenkartei (Stadtkreis Weimar) haben wir schon über 600 erfaßt. Die bisherigen Möglichkeiten zur Bekämpfung der Fettsucht befriedigten uns nicht: Ein beratendes Gespräch mit der Mutter, eine Überweisung an den ohnehin schon stark belasteten Kinderarzt, selbst eine Einweisung in die Kinderklinik hatten doch oft nur geringen oder vorübergehenden Erfolg.

Wir überlegten uns, daß eine gesunde Ernährung am besten über die Mütter eingeführt werden könnte. Auf Anregung unserer Kreisjugendärztin übernahm ich daher Anfang 1973 die Vorbereitung und Durchführung von Diätkursen für die Mütter übergewichtiger Kinder.

Wen betrachten wir nun als adipös? Wir verwenden zur Bestimmung des Übergewichtes die Tabelle „Gewicht nach Körperhöhe" von Marcusson und Oehmisch vom Einlageblatt unseres Gesundheitsbogens. Dabei gehen wir von der oberen Grenze des Normalbereiches aus, streben aber beim nicht besonders muskelkräftigen Typ das Erreichen der Ideallinie an.

Tabelle 1
Auftreten der Adipositas bei unseren Probanden

		Gute Abnahme bei
Im Kleinkindalter	32%	10%
Zirka 1 Jahr vor Schulbeginn	40%	14%
Bald nach Schulbeginn	16%	4%
Vor der Pubertät	8%	5%
In der Pubertät	4%	1%

Unsere Probanden warben wir bei Schul- oder Einzeluntersuchungen, auch durch Zeitungsartikel; einige wurden uns von Kinderärzten oder aus der orthopädischen Sprechstunde überwiesen, manche wurden von erfolgreichen Kursusmüttern gewonnen.

Vor Kursusbeginn wird jeder Adipöse kinderärztlich untersucht, um andere Erkrankungen oder die seltenen rein hormonellen Ursachen der Fettsucht auszuschließen. Der Kursus läuft über 3 Wochen, je Woche 1 Stunde. Um diese Stunden mehr in Gesprächsform halten und einen Meinungsaustausch ermöglichen zu können, werden nicht mehr als 15—20 Mütter zu einem Kursus eingeladen.

Unsere Kinderärztin gibt in der ersten Stunde einen Überblick über Ursachen und Gefahren der Fettsucht. Neben ersten Hinweisen auf die notwendige Einschränkung von Fett und Kohlenhydraten, erläutert sie die richtige Zahl und Kalorienmenge der Mahlzeiten sowie die günstige Wirkung des Sports. In der zweiten Stunde vermitteln wir eine kurze Ernährungslehre. Wir sprechen über die Grundnahrungsmittel und demonstrieren sie auf Hafttafeln. Empfehlenswerte Speisen werden denen gegenübergestellt, die künftig einzuschränken oder zu meiden sind. So soll z. B. der Zucker durch Süßstoff weitgehend ersetzt werden. Trinken dürfen die Kinder ihrem Durst entsprechend. Allerdings sollen kalorienreiche Getränke vermieden werden.

Für die dritte Stunde, zu der auch die Kinder eingeladen werden, bereiten wir eine Verkostung vor. Wir möchten dabei zeigen, daß die empfohlenen Speisen gut schmecken und durch appetitliche Zubereitung durchaus verlockend wirken können. Neben den verschiedensten Rohkostsalaten gibt es Quark- und Gelatinespeisen, Diätwurstsalat, einige Vollkornbrotsorten und Buttermilchgetränke. Wenn auch nicht jedem alles schmeckt, so bekommen die Mütter doch Anregungen und können gleich feststellen, welche Speisen ihre Sprößlinge bevorzugen. Es ist immer wieder interessant und erfreulich, welchen Anklang die verschiedenen Speisen finden. Süßstoff, gegen den viele unberechtigte Vorurteile bestehen, wird toleriert. Jede Mutter bekommt schließlich noch Tageskostpläne mit Kalorienangaben und Rezepten für 6 Tage und 2 Feiertage mit, die von unserer Diätassistentin zusammengestellt wurden.

Als besondere Attraktion darf jeder Proband zwölfmal am therapeutischen Schwimmen teilnehmen. Wir erhoffen

Tabelle 2
Stellung von 300 Adipösen in der Geschwisterreihe in %

			Davon aus kinderreichen Familien	
Einzelkinder	27	51		
Erstes Kind	24		3	24
Zweites Kind	25		5	
Drittes Kind	13		5	
Viertes Kind	7		7	
Fünftes Kind	3		3	
Sechstes Kind	1		1	

Tabelle 3
Vergleich der Abnahmen des Übergewichts 4 Monate bis $3^1/_2$ Jahre nach Kursusbeginn

Jahr	1974	1975	1976
Zahl der Adipösen	100	150	190
Anfangsübergewicht im Durchschnitt	26%	26%	24%
Keine Abnahme bei	11%	8%	17%
0— 25% Abnahme bei	32%	31%	26%
25— 50% Abnahme bei	26%	21%	19%
50— 75% Abnahme bei	15%	19%	13%
75—100% Abnahme bei	5%	6%	12%
über 100%	11%	15%	13%

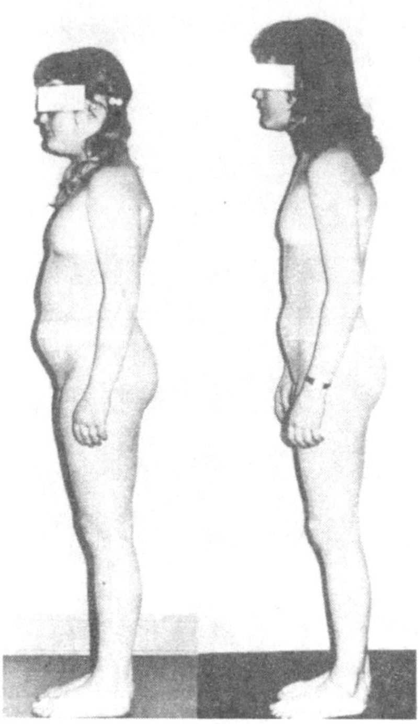

Abb. 2. Ch. H., Februar 1973 und März 1974

uns davon allerdings keine wesentliche Gewichtsreduktion. Diese Sportart kann aber gerade von unseren Dicken am besten betrieben werden. Da alle übergewichtig sind, bewegen sie sich unbefangen. Zahlreiche Teilnehmer haben bei uns erst das Schwimmen gelernt.

Wir behalten unsere Probanden in Langzeitbeobachtung. In 4- bis 6wöchigen Abständen prüfen wir bei Kontrollwägungen und Längenmessungen den Erfolg der Reduktionskost. In größeren Abständen finden für die Eltern Ausspracheabende statt, bei denen die Mütter über ihre Erfahrungen berichten. Anläßlich dieser Veranstaltungen werden von uns weitere Rezepte oder neue kalorienarme Lebensmittel empfohlen.

Erste Ergebnisse

Seit Anfang 1973 haben wir 15 Diätkurse abgehalten. Mehr als vier Kurse im Jahr können wir arbeitsmäßig nicht schaffen, besonders wegen der so wichtigen jahrelangen Überwachung. Die Zahl der Kontrollwägungen liegt bereits über 3000, und jede beschränkt sich nicht nur auf die Überprüfung von Gewicht und Größe. Gute „Abnehmer" wollen bewundert und gelobt werden, weniger erfolgreiche getröstet und beraten. Säulendiagramme der Besten, an der Hafttafel ausgehängt, sollen zur Nachahmung anregen. Säumige Probanden werden zur nächsten Wägung aufgefordert.

Die Kursusarbeit kann aber nur erfolgreich sein, wenn sie mit Schwung, Begeisterungsfähigkeit, persönlichem Einsatz und Ausdauer geleistet wird. Wichtige Mitarbeiter sind dabei unsere Kinderärztin, die einen Teil unserer Probanden schon von ihrer Sprechstunde her kennt und unsere Diätassistentin. Letztere arbeitet an der Weimarer Kinderklinik, bereitet in der dortigen Küche die Salate schon weitgehend vor und steht unseren Müttern zur Beantwortung aller küchentechnischen Fragen zur Verfügung. Bei den Untersuchungen und Kontrollwägungen hilft eine Fürsorgerin mit, um Wartezeiten zu vermeiden. Aus verständlichen Gründen müssen alle Kursusmitarbeiter schlank sein.

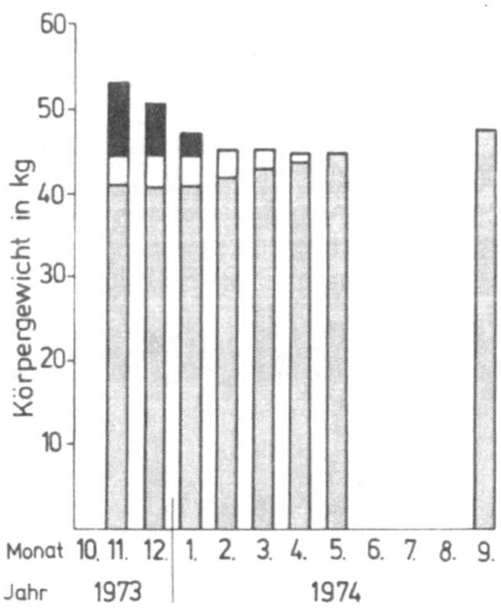

Abb. 3. Darstellung der Körpergewichtsentwicklung während der Kursusdauer. D. W., 14 Jahre alt, 8,5 kg = 19% Übergewicht (28% über dem Idealgewicht). In 4 Monaten 8,5 kg Abnahme. Nach 6 Monaten Idealgewicht. Mutter stark adipös

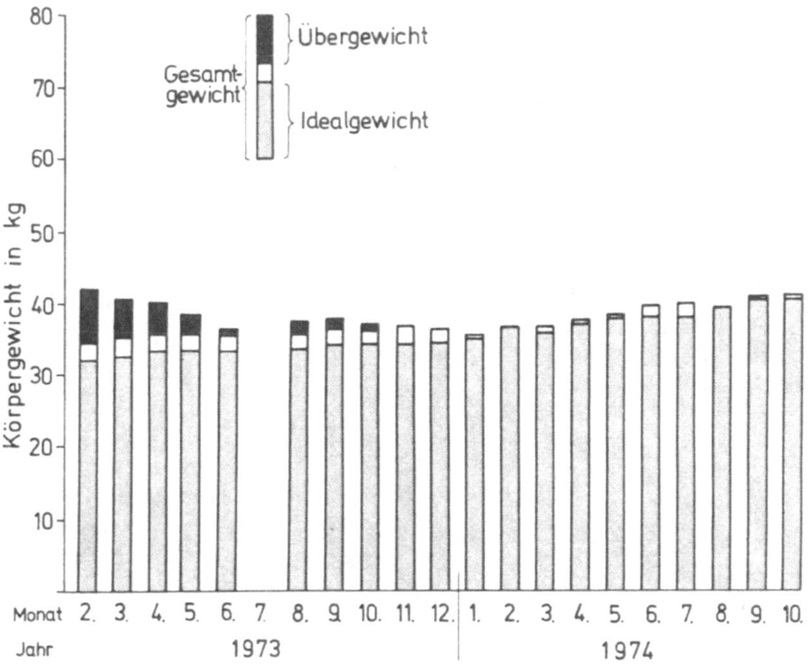

Abb. 1. Darstellung der Körpergewichtsentwicklung während der Kursusdauer. Ch. H., 12 Jahre alt, 7,5 kg = 22% Übergewicht (30% über dem Idealgewicht). In 9 Monaten 8,0 kg Abnahme. Nach 12 Monaten Idealgewicht. Mutter nahm 28 kg ab

Der finanzielle Aufwand für einen Kursus ist nicht erheblich. Wir rechnen etwa 350,— Mark für Honorare und die Beschaffung der Lebensmittel. Wenn man bedenkt, daß für ein Kind die stationäre Behandlung von 28 Tagen zur Gewichtsreduktion in unserer Kinderklinik mit etwa 850,— Mark angesetzt werden muß, dürften die 350,— Mark akzeptabel sein. Kostenträger

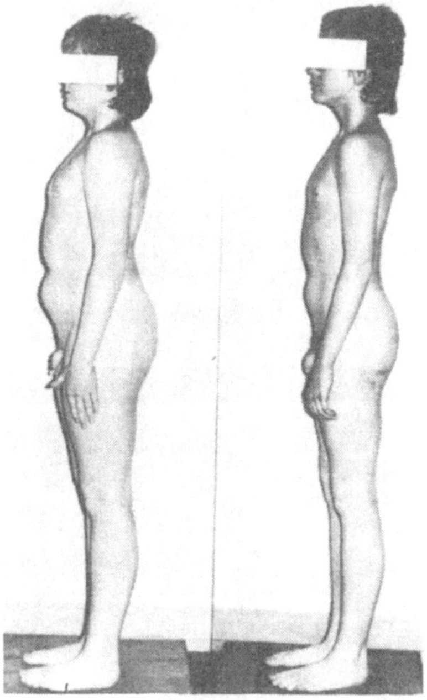

Abb. 4. D. W., November 1973 und April 1974

unserer Kurse ist das Kreiskabinett für Gesundheitserziehung.

In unseren 15 Kursen erfaßten wir bisher 230 Teilnehmer. 40 von ihnen — das sind 17% — schieden aus der Betreuung aus. Dazu gehörten einerseits vor allem ältere Schüler, die ins Berufsleben übergingen, andererseits gab ein Teil von ihnen auf. Diese Zahl ist unserer Meinung nach nicht groß, wenn man bedenkt, daß wir jeden am Kursus teilnehmen lassen, der bereit ist, auch wenn die Aussicht auf Erfolg nur gering erscheint. Allerdings behalten wir auch Probanden weiter in Betreuung, die wenig oder nur vorübergehend abnehmen, solange sie bereit sind, weiterhin zu kommen. Diese Beharrlichkeit hat bei einer ganzen Reihe von ihnen dann letztlich doch zum Ziel geführt.

Zum Schluß soll noch ein kurzer Einblick in unsere Beobachtungen und Ergebnisse gegeben werden. Das Alter unserer Kursanten liegt zwischen $2^1/_2$ und 19 Jahren, die meisten sind 8 bis 15 Jahre alt. Die Zahl der Mädchen überwiegt um 14% die der Jungen. Zuckerkranke Familienangehörige fanden sich bei 32% unserer Betreuten. Bei diesen Kindern scheint eine Gewichtsreduktion von besonderer Wichtigkeit. 17% stammen aus nicht harmonischen Familien; das Übergewicht könnte hier z. B. durch „Kummerspeck“ entstanden sein.

Die Adipositas trat bei unseren Kindern vorwiegend im Kleinkindalter oder vor Schulbeginn auf (Tabelle 1). Interessant ist auch, daß von 300 Übergewichtigen etwa 50% Einzelkinder oder erste Kinder sind, während nur 25% aus kinderreichen Familien stammen (Tabelle 2). Möglicherweise hat sich dabei die zu konzentrierte Zuwendung zu einem Kind auch durch die Großeltern und Verwandten ungünstig ausgewirkt. Tabelle 3 zeigt die Ergebnisse unserer Bemühungen im Verlauf von $3^1/_2$ Jahren. Erfreulicherweise nimmt die Zahl derer zu, die ihr Übergewicht ganz oder mindestens zu $^3/_4$ verloren haben (Abbildungen 1 bis 6).

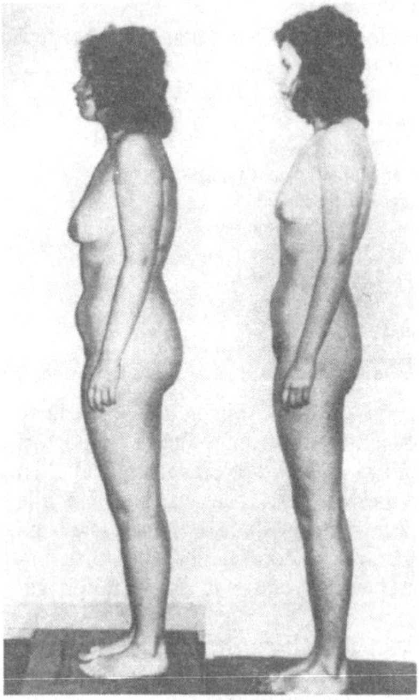

Abb. 6. Ch. S., April 1974 und März 1975

Genauso wichtig wie größere Gewichtsabnahmen sind uns die Berichte der Mütter, daß ihre Kinder oft nicht nur beim Sport, sondern auch in anderen Fächern bessere Zensuren erhalten. Mit dem Stolz auf die erreichte Leistung wächst das Selbstbewußtsein; auch die Spötteleien der Kameraden werden nun gegenstandslos.

Wir haben unsere Diät, die ja nichts anderes als eine gesunde Ernährung ist, stets für die ganze Familie empfoh-

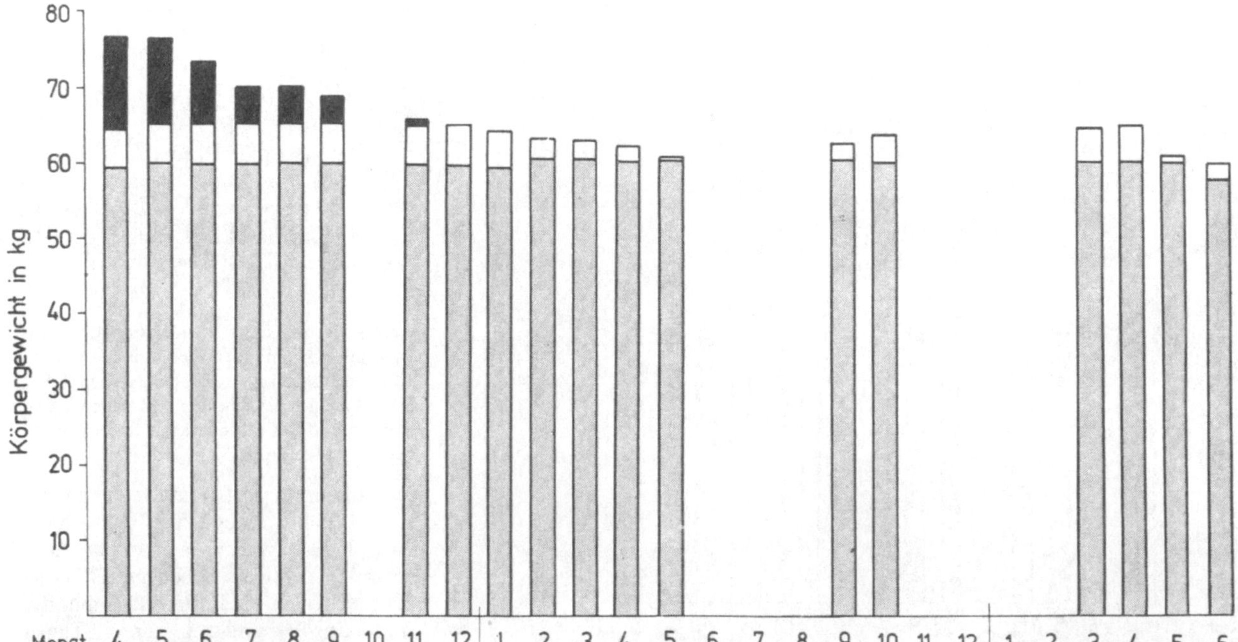

Abb. 5. Darstellung der Körpergewichtsentwicklung während der Kursusdauer. Ch. S., 13 Jahre alt, 12,3 kg = 19% Übergewicht (30% über dem Idealgewicht). In 8 Monaten 12,3 kg Abnahme. Im August 1976 2,6 kg unter dem Idealgewicht

len und konnten die überraschend erfreuliche Nebenwirkung beobachten, daß auch bei adipösen Eltern zum Teil erhebliche Gewichtsabnahmen auftraten. Einige Mütter nehmen freiwillig und regelmäßig am Wiegen teil.
Wir möchten als wichtigste Voraussetzung für eine Gewichtsreduktion folgende Punkte herausstellen:

- Einsicht in die Notwendigkeit und Bereitwilligkeit beim Probanden und seiner Mutter
- Konsequenz und Durchhaltevermögen, auch über längere Zeiträume
- Die Fähigkeit oder Möglichkeit, Störfaktoren (z. B. Feste, Großmütter) weitgehend auszuschalten oder unter Kontrolle zu halten.

Wir glauben nicht, das „Ei des Kolumbus“ gefunden zu haben. Möglicherweise wäre eine noch intensivere Propagierung der gesunden Ernährung im Säuglings- und Kleinkindalter weitaus wirksamer.
In unserem Bereich sehen wir aber zur Zeit nur die Möglichkeit, in Form dieser Kurse zu versuchen, unsere Kinder vor den gefährlichen Folgen des Übergewichtes zu schützen.

Dr. Oda Dehler
Jugendgesundheitsschutz
Weimar

Buchbesprechung

Pilze und Wildfrüchte

An alle die Bürger, die Pilze und Wildfrüchte sammeln, wendet sich der Autor mit seinem hübschen Büchlein, das mit zahlreichen farbigen Abbildungen versehen ist. Hier findet man nicht nur den Energie-, Nährstoff- und Mineralstoffgehalt, sondern auch fast 200 Rezepte und Verarbeitungsmöglichkeiten. So sind z. B. allein 9 Rezepte für die Verwendung von Hagebutten aufgeführt. Eine Wildfruchttorte sieht nicht nur lecker aus, sie ist dazu noch kalorienarm. Oder wie wäre es mal mit einem Schlehenlikör?
Das Buch ist von Frieder Gröger, im Verlag „Für die Frau“ erschienen, umfaßt 159 Seiten und kostet in der DDR 9,50 M. Eine besondere Werbung braucht dieses Buch eigentlich nicht; man sollte sich freuen, wenn man noch eins bekommt.

F. Baum

Buchbesprechung

Die Ernährung gesunder Kleinkinder

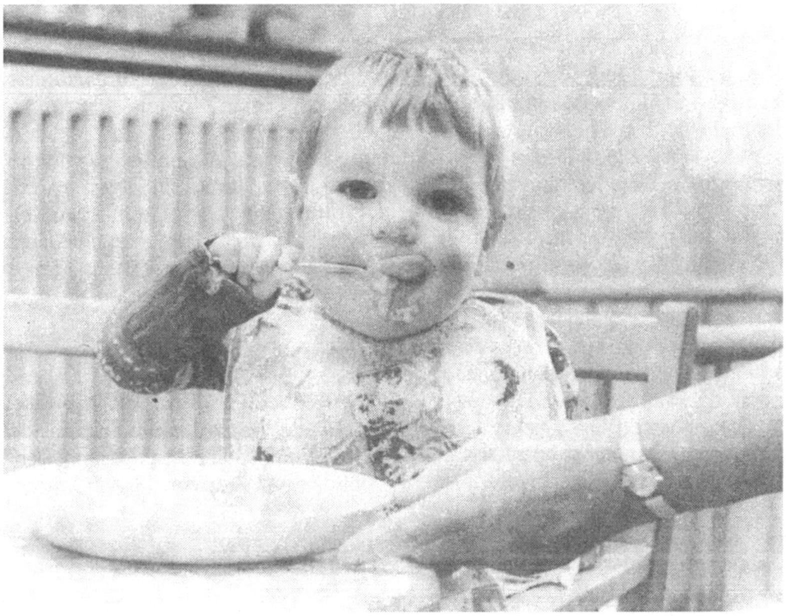

Doz. Dr. sc. med. H. Eggers und Dr. sc. nat. M. Möhr
237 Seiten, 12 Abbildungen, 16 Tabellen, 56 Tageskostpläne; Plasteinband, VEB Verlag Volk und Gesundheit Berlin, 1976, Preis 5,50 M.

Diese Monographie wendet sich an alle, denen die Ernährung und das Wohlergehen der Kleinkinder im Alter von 1—3 Jahren anvertraut sind. In leicht verständlicher Form vermitteln die Autoren die Besonderheiten der kleinkindlichen Entwicklung, die Grundlagen und Prinzipien einer gesunden Kinderkost und geben praktische Empfehlungen zur richtigen Ernährung.
Das Buch enthält folgende Kapitel:

— Die Entwicklung des Kleinkindes
— Der Stoffwechsel im Kleinkindalter
— Empfehlungen zur Kalorien- und Nährstoffaufnahme im Kleinkindalter
— Fehlernährung und wichtige Folgen
— Die Gestaltung der Mahlzeiten im Tagesablauf
— Wichtige Hinweise zur Ernährungserziehung im Kleinkindalter
— Wie steht es um die gegenwärtige Ernährungssituation der Kleinkinder
— Auf eine zweckmäßige Auswahl der Lebensmittel kommt es an
— Wichtige Grundlagen für die Nahrungszubereitung
— Was man von der Lebensmittel- und Küchenhygiene wissen sollte
— Einiges zur Arbeitsorganisation in Gemeinschaftsküchen
— 56 Tageskostpläne als Muster für die Kleinkinderernährung
— Vorteile durch einen zweckmäßigen Lebensmitteleinsatz.

Im Vordergrund der Darlegungen stehen praxisbezogene Probleme einer gesunden Ernährung. Besonders zweckmäßig sind die Tageskostpläne, die getrennt für das Sommer- und Winterhalbjahr aufgestellt wurden. Sie sind jeweils unterteilt in Frühstück, Mittagessen, Nachmittagsimbiß und Abendessen. Aufgeführt sind dabei die Rezepturen, der Gehalt an Grundnährstoffen, wichtigen Mineralstoffen und Vitaminen, Zubereitungshinweise sowie der Preis.
Das Buch wird in Krippen und Heimen eine echte Hilfe sein. Darüber hinaus können auch die Eltern und Großeltern, die für die Ernährung von Kleinkindern verantwortlich sind, diesem außerordentlich preiswerten Buch viele Erkenntnisse und Empfehlungen entnehmen.
Interessenten: Köche und Wirtschaftsleiter in Krippeneinrichtungen, Krippenpädagogen, Krippen- und Kinderärzte, alle Eltern und Verantwortlichen für die Betreuung und Ernährung von Kleinkindern, in der Fachschulausbildung stehende Krippenerzieherinnen.
Für Krippen und Heime gilt das Buch als verbindlich!

F. Baum

W. Reuter und I. Hunecke

Ernährung, Adipositas und Alter

Die Pathogenese der primären Adipositas, die mit ihren Komplikationen hinsichtlich des Herz-Kreislauf-Systems eine wesentliche Rolle für den Gesundheitszustand der Bevölkerung der DDR hat, ist nach wie vor weitgehend unklar. Probleme der über Bedarf positiven Energiebilanz, der Hypomotilität und des gestörten Metabolismus sind weiterhin in der Diskussion [8, 14]. Der praktisch-klinisch tätige Arzt wird immer wieder die Beobachtung machen können, daß viele Adipöse, die sowohl unter der kosmetischen Beeinträchtigung durch die Fettsucht selbst als auch an den genannten Begleiterkrankungen leiden, glaubwürdig versichern, daß ihre Nahrungsaufnahme in keinem Verhältnis zu ihrer Gewichtszunahme stünde. Insgesamt sind die qualitativen und quantitativen Eßgewohnheiten Änderungen infolge mannigfaltiger Faktoren unterworfen [3, 5, 6, 11, 13, 16—18]. Zwischen Fehlernährung und Adipositas in der 2. Lebenshälfte bestehen enge Verbindungen [7].

Der durchschnittliche Kalorienverbrauch liegt entsprechend der Altersnorm um 15% zu hoch [2], obwohl er für das Alter niedriger anzusetzen ist [12].

Das Ernährungsverhalten Normal- und Übergewichtiger in einer für die DDR repräsentativen Studie zu überprüfen, war u. a. Gegenstand einer Untersuchung im Rahmen des Forschungsprojektes „Ernährung und Leistung" (Leiter: Prof. Dr. H.-A. Ketz). Uns interessierten im Zusammenhang damit Fragen der Altersabhängigkeit sowie der Aufnahme an Gesamtkalorien, Grundnährstoffen und verschiedenen Komponenten des verzehrten Fettes dieses Personenkreises.

Methodik

Bei 1000 Adipösen, die sich in der stationären Phase der Fettsucht befanden, und 250 normalgewichtigen Probanden im Alter von 18—60 Jahren (920 Frauen und 330 Männer) wurden ausführliche Ernährungsinterviews über die Frequenz, Qualität und Quantität der durchschnittlichen Nahrungsaufnahme während eines Jahres durchgeführt. Anschließend wurden die ermittelten Tagesnahrungsmengen auf ihren Gehalt an Gesamtkalorien, Eiweiß, Gesamtfett, Kohlenhydraten, Cholesterol sowie gesättigten und mehrfach ungesättigten Fettsäuren überprüft. Die Einteilung der Probanden erfolgte nach Altersdezennien und Übergewichtskategorien nach Möhr [9], wobei wir uns auf leichtes, mäßiges und extremes Übergewicht beschränkten. Die statistische Berechnung der Unterschiede wurde mittels t-Tests bzw. Varianzanalyse durchgeführt.

Tabelle 1
Kalorien- und Nährstoffaufnahme/Tag in Abhängigkeit vom Übergewichtsgrad

Gewichtsgruppe	n		kcal		g Eiweiß		g Fett		g Kohlenhydrate		mg Cholesterol		g gesättigte Fettsäuren		g mehrfach ungesättigte Fettsäuren	
	♂	♀	♂	♀	♂	♀	♂	♀	♂	♀	♂	♀	♂	♀	♂	♀
Normalgewicht	77	173	3453	2458	94	71	158	120	336	246	680	523	66	51	11	8
Leichtes Übergewicht	98	151	3132	2342	87	71	151	120	303	243	623	527	63	51	9	8
Mäßiges Übergewicht	108	306	3135	2303	88	69	152	111	302	226	608	485	63	47	9	7
Extremes Übergewicht	47	290	3212	2260	93	68	155	112	304	227	625	492	62	48	9	7

Ergebnisse

Tabelle 1 zeigt die tägliche Nahrungsaufnahme und die Beziehungen zum Übergewicht.

Der tägliche Kalorienverbrauch adipöser Männer insgesamt und der mittelbis extrem übergewichtigen Frauen lag mit $p < 0{,}01$ deutlich unter dem der Normalgewichtigen (Abbildung 1). Von den übergewichtigen Männern und Frauen insgesamt wurden signifikant ($p < 0{,}01$) weniger Kohlenhydrate verzehrt als von den Normalgewichtigen. Adipöse Männer nahmen darüber hinaus weniger Eiweiß ($p < 0{,}05$) auf als normalgewichtige; bei Frauen bestand kein signifikanter Unterschied. Mäßig und extrem adipöse Frauen verzehrten dafür signifikant ($p < 0{,}01$) weniger Fett als normalgewichtige. Bei den Männern ließen sich hier keine Unterschiede statistisch sichern. Übergewichtige Männer insgesamt sowie mäßig und extrem adipöse Frauen nahmen täglich signifikant ($p < 0{,}01$) weniger

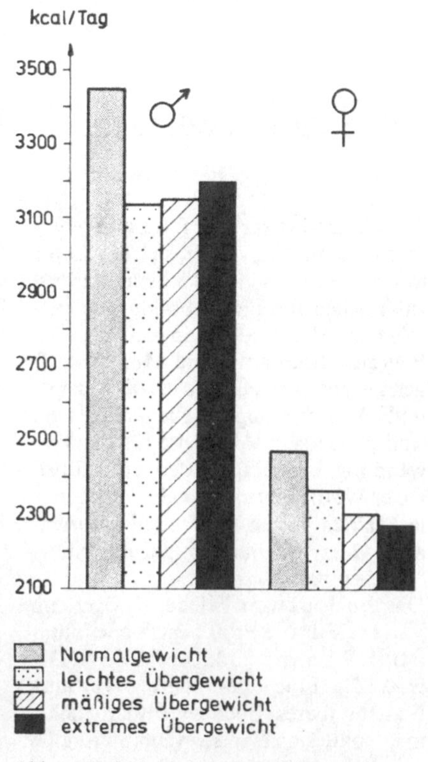

Abb. 1. Kalorienverbrauch bei Normalgewichtigen und Adipösen

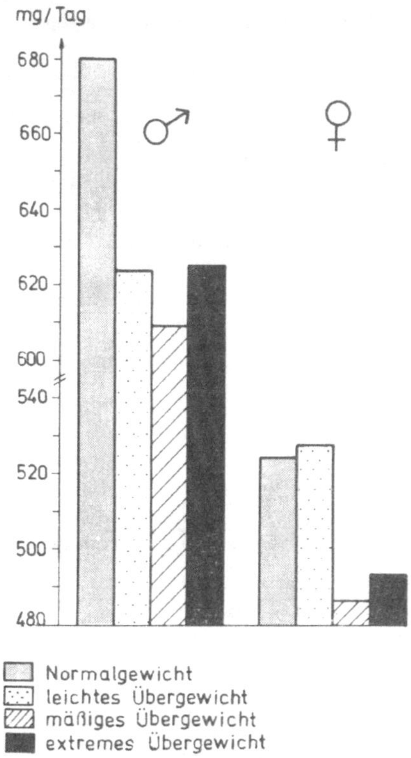

Abb. 2. Tägliche Cholesterolzufuhr bei Normalgewichtigen und Adipösen

Cholesterol zu sich als normalgewichtige (Abbildung 2). Gesättigte und mehrfach ungesättigte Fettsäuren wurden von der gleichen Gruppe übergewichtiger Frauen signifikant weniger verzehrt ($p < 0,05$ bzw. 0,01) als von den normalgewichtigen. Adipöse Männer nahmen signifikant ($p < 0,01$) weniger Polyenfettsäuren zu sich als normalgewichtige, für gesättigte Fettsäuren bestand kein sicherer Unterschied. Der P/S-Quotient war in allen Gewichtskategorien gleich. Täglicher Kalorien- und Nährstoffverbrauch lagen beim männlichen Geschlecht insgesamt höher als beim weiblichen ($p < 0,01$).
Tabelle 2 zeigt die Beziehungen zwischen täglicher Nahrungsaufnahme und Alter.

Bei Männern bestand eine signifikante Abnahme des täglichen Kalorienverzehrs mit zunehmendem Alter (für 18- bis 30jährige gegenüber 31- bis 60jährigen). Bei Frauen ließ sich keine sichere Altersabhängigkeit erkennen (Abbildung 3). Auch für den Verbrauch der 3 Grundnährstoffe (Eiweiß, Fett, Kohlenhydrate) bestand die gleiche abnehmende Alterstendenz für Männer (signifikant mit $p < 0,01$ für 18- bis 30jährige gegenüber 31- bis 60jährigen), bei Frauen verhielten sich alle Altersgruppen gleich. Für Cholesterol ließ sich das gleiche Verhalten nachweisen: statistisch gesicherter ($p < 0,01$) Altersabfall bei Männern, keine Unterschiede bei Frauen. Dasselbe gilt für den Verzehr gesättigter und mehrfach ungesättigter Fettsäuren. Beide waren von Männern im Altersablauf signifikant weniger ($p < 0,01$) verzehrt worden. Bei Frauen bestand keine sichere Differenz. Der P/S-Quotient blieb unverändert. In allen Altersgruppen hatten die Männer aber den signifikant höheren Kalorien- und Nährstoffverzehr als die Frauen ($p < 0,01$).

Diskussion

Wie die vorgelegten Ergebnisse belegen, ist die Aufnahme von Kalorien sowie Kohlenhydraten für beide Geschlechter und von Fett sowie Eiweiß sexualdifferent geringer bei Adipösen als bei Normgewichtigen. Drei Gründe müssen dafür angeführt werden.
Zunächst läßt sich das Verhalten damit erklären, daß der Adipöse nur in der statischen Phase — und um dieselbe handelte es sich bei unseren Patienten ausschließlich — weniger ißt als in der dynamischen. Als statische Phase wurde die Periode konstanten Gewichts seit einem Jahr gewertet. Mehr als der Normalgewichtige hat er wohl nur während der Entwicklung seiner Fettsucht in dieser dynamischen Phase gegessen.

Zu ähnlichen Resultaten gelangten auch andere Untersucher [8, 12, 15].
Zum anderen sind in diesem Zusammenhang weiterhin die Befunde nach Möhr [10] interessant. Danach wurden die Normalgewichtigen und Adipösen in Hypophage (Kalorienzufuhr < 80% des kalkulierten Kalorienbedarfs), Normophage und Hyperphage (Kalorienzufuhr > 130% des kalkulierten Kalorienbedarfs) eingeteilt. Bei dieser Differenzierung ergibt sich in allen genannten drei Gruppen eine erhöhte Kalorienaufnahme für Übergewichtige. Diese Unterschiede verwischen sich in unserer Querschnittserhebung.
Zum dritten ist die Frequenz der Mahlzeiten bei Fettsüchtigen geringer und ihre Struktur von Bedeutung [10].

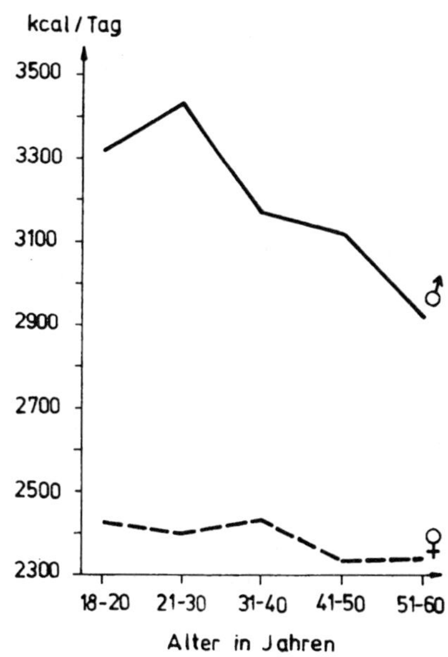

Abb. 3. Kalorienverbrauch bei Männern und Frauen in Abhängigkeit vom Alter

Mit der später mehr oder weniger bewußt eingeschränkten Nahrungszufuhr der Adipösen werden auch Cholesterol und gesättigte Fettsäuren, die das atherogene Risiko erhöhen, vermindert aufgenommen. Da aber gleichzeitig der Polyenfettsäurenanteil in der Nahrung abnimmt, wird der P/S-Quotient nicht günstiger gestaltet. Die Kenntnisse über den Gehalt von Polyenfettsäuren in der Nahrung sind oft noch nicht ausreichend verbreitet [1].
Unsere Ergebnisse zeigen weiterhin, daß bei Frauen die Nahrungsaufnahme in allen Altersgruppen etwa gleich bleibt. Männer nehmen ab 4. Lebensjahrzehnt weniger Kalorien, Grundnährstoffe, Cholesterol und Fettsäuren auf, obwohl sie insgesamt höher im Verbrauch liegen als die Frauen. Dieses Phänomen ist nicht einfach zu erklären. Inwieweit hier veränderte Umwelt- und Arbeitsbedingungen, bewußtes Ernährungsver-

Tabelle 2
Kalorien- und Nährstoffaufnahme/Tag in Beziehung zum Alter

Altersgruppe in Jahren	n		kcal		g Eiweiß		g Fett		g Kohlenhydrate		mg Cholesterol		g gesättigte Fettsäuren		g mehrfach ungesättigte Fettsäuren	
	♂	♀	♂	♀	♂	♀	♂	♀	♂	♀	♂	♀	♂	♀	♂	♀
18–20	66	144	3322	2424	92	71	162	119	325	245	657	497	67	50	10	8
21–30	87	198	3420	2378	94	69	160	118	330	231	667	494	68	48	11	8
31–40	65	227	3156	2417	88	72	146	118	295	233	594	509	60	49	9	8
41–50	58	208	3130	2342	88	69	151	120	309	228	606	488	63	48	9	8
51–60	54	143	2897	2343	83	70	139	118	274	230	567	487	59	47	9	8

halten oder andere Faktoren eine Rolle spielen, bleibt weiteren Untersuchungen vorbehalten. Eine wichtige, aus den Ergebnissen resultierende Konsequenz besteht in der Beseitigung der aus Ernährungsanamnese oder Körperzustand ersichtlichen Dysalimentation [7], besonders der kalorischen Überernährung und der qualitativen Fehlernährung schon in jugendlichem Alter bzw. in der dynamischen Adipositasphase.

Zusammenfassung

Bei 1000 Adipösen und 250 Normalgewichtigen wurden ausführliche Ernährungsanamnesen hinsichtlich der durchschnittlichen täglichen Aufnahme von Kalorien, Kohlenhydraten, Eiweiß, Fetten, Cholesterol, gesättigten und mehrfach ungesättigten Fettsäuren erhoben. Adipöse nahmen im Durchschnitt weniger Nahrung zu sich als Normalgewichtige — ein Befund, der einerseits mit den unterschiedlichen Eßgewohnheiten in der dynamischen (die Hyperalimentation findet vorwiegend hier statt) und statischen Phase der Adipositas zu erklären ist, andererseits müßte eine weitere Differenzierung in Hypo-, Normo- und Hyperphage vorgenommen werden. Schließlich sind Häufigkeit und Struktur der Mahlzeiten bedeutsam. Alterstendenzen bei Frauen lagen nicht vor, während sämtliche Nährstoffe bei Männern ab 4. Lebensjahrzehnt in geringerem Maße als im jugendlichen Alter aufgenommen wurden. Weitere Longitudinalstudien sind erforderlich.

Literaturhinweise

[1] Anemueller, H.: Medizin und Ernährung **13** (1972) 202
[2] Berg, G. und H. Kiermaier: Medizin und Ernährung **7** (1973) 145
[3] Buĉko, A., in: Abstracta Symposium de Preventione in Geriatria; Bratislava, 21. bis 23. 5. 1975, S. 14
[4] Canzler, H.: Therapiewoche **24** (1974) 5428
[5] Grigorow, J. G., in: Jahrbuch der Gerontologie und Geriatrie; 1969—1970, Kiew 1970, S. 147 (russ.)
[6] Haenel, H.: Das deutsche Gesundheitswesen **28** (1973) 1106
[7] Heepe, F., in: Brügel, H., Ernährungsprobleme bei inneren Krankheiten; F. K. Schattauer Verlag, Stuttgart - New York 1973
[8] Kaeding, D. und H. Hirschlipp: Zeitschrift für die gesamte innere Medizin **23** (1968) 225
[9] Möhr, M.: Das deutsche Gesundheitswesen **24** (1969) 1667
[10] Möhr, M.: Das deutsche Gesundheitswesen **31** (1976) 529
[11] Möhr, M.: Ernährungsforschung **16** (1971) 375
[12] Pose, G., M. Möhr und H.-A. Ketz: Ernährungsforschung **15** (1970) 1
[13] Osancova, K. und S. Hejda: Deutsche Zeitschrift für Verdauungs- und Stoffwechselkrankheiten **33** (1973) 277
[14] Ries, W.: Fettsucht; J. A. Barth, Leipzig 1970
[15] Ries, W.: Proceedings of the Nutrition Society **32** (1971) 187
[16] Rühland, W.: Zeitschrift für Alternsforschung **24** (1971) 63
[17] Vejpustek, H. H. M.: Ernährungs-Umschau **21** (1974) 205
[18] Wirths, W.: Zeitschrift für Allgemeinmedizin **50** (1974) 154

Dr. W. Reuter
Dr. I. Hunecke
Medizinische Klinik der
Karl-Marx-Universität
Gerontologische Abteilung
Leipzig

M. Möhr

Nahrungsumfang und Adipositas

(Ergänzung zum Beitrag von W. Reuter u. I. Hunecke „Ernährung, Adipositas und Alter")

Querschnittsuntersuchungen über die Ernährung Normalgewichtiger und Adipöser führen oft zu dem zunächst verblüffenden Ergebnis, daß im Ernährungsumfang kaum ein Unterschied besteht bzw. die Adipösen im Mittel sogar weniger essen als die Normalgewichtigen. Ein solches Ergebnis führt häufig zu der Meinung, „daß die Dicken alle schwindeln und weniger angeben, als sie wirklich gegessen haben". Ohne Beweis macht man es sich damit zu einfach. Bei gewissenhaft geführten Ernährungsanalysen muß das auch keineswegs der Fall sein, wie wir es durch Mehrfachbefragungen, Wiederholungsuntersuchungen mit längeren Zwischenräumen und Analysen nach dem Crosscheck-Verfahren erfahren haben.

Die Gründe für die oben getroffenen Feststellungen liegen vielmehr darin, daß einfache Mittelwerte die differenzierte Ernährungssituation in größeren Kollektiven nicht widergeben. Reuter und Hunecke weisen in ihrem Beitrag selbst darauf hin, daß der Nahrungsumfang in der statischen und dynamischen Phase der Adipositas voneinander

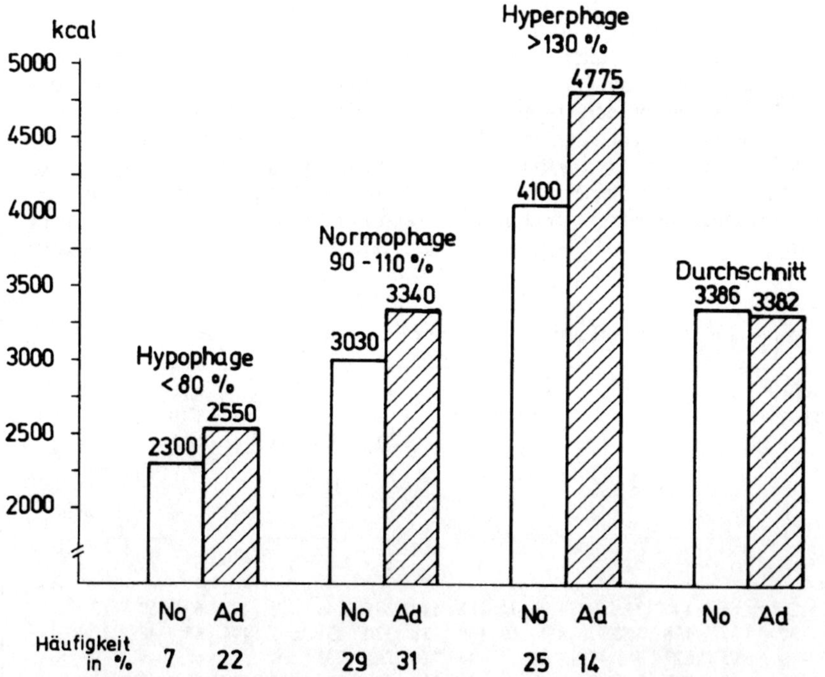

Abb. 1. Energieaufnahme und Häufigkeit von hypo-, normo- und hyperphagen Normalgewichtigen (No) und Adipösen (Ad) (Männer)

differiert. Im Erhebungssystem „Ernährung und Leistung" konnte nachgewiesen werden, daß die Ernährungsbilanz kurzfristig Fettsüchtiger (Personen mit deutlicher Körpergewichtszunahme innerhalb des letzten Jahres) stets höher lag als bei längerfristig Fettsüchtigen. Der Mittelwert für die Kalorienzufuhr eines Kollektivs Adipöser hängt also u. a. davon ab, wieviel Probanden sich in der statischen oder der dynamischen Phase der Fettsucht befinden. Sind viele Probanden der statischen Phase vorhanden — und in der zitierten Arbeit handelt es sich ausschließlich um solche —, liegen die Mittelwerte für die Kalorienaufnahme des Kollektivs niedrig. Bei gedrosseltem Energieumsatz — der auch durch körperliche Inaktivität und sparsamen Wärmehaushalt mitbestimmt wird —, kann die tägliche Energieaufnahme sogar unter einem normal kalkulierten Energiebedarf liegen. Solche Hypophagen (Personen mit einer Energiezufuhr $<80\%$ des kalkulierten Energiebedarfs), aber auch Hyperphage (Personen mit einer Energiezufuhr $>130\%$ des kalkulierten Energiebedarfs) gibt es sowohl bei Adipösen als auch bei Normalgewichtigen. Ihre Häufigkeitsverteilung in Kollektiven Normalgewichtiger und Adipöser ist jedoch unterschiedlich, wie es im Projekt „Ernährung und Leistung" an 670 normalgewichtigen Männern und Frauen sowie an 1800 Adipösen beiderlei Geschlechts nachgewiesen wurde. Unter den normalgewichtigen Männern waren nur 7% hypophag, aber 25% hyperphag. Demgegenüber gehörten bei den Adipösen 22% zu den „Wenigessern" und nur 14% zu den „Vielessern". Annähernd gleichviel Normalgewichtige und Adipöse ernährten sich normkalorisch.

Eine solche Verteilung muß als durchaus typisch für die ausgewählten Kollektive der Normalgewichtigen und Adipösen angesehen werden. Die Mittelwerte für die durchschnittliche Kalorienzufuhr werden durch eine solche Verteilung entscheidend beeinflußt.

Bei dem Beispiel aus dem Projekt „Ernährung und Leistung" betrug die durchschnittliche Energieaufnahme der normalgewichtigen Männer 3386 kcal und die für Adipöse 3382 kcal (vgl. rechtes Säulenpaar der Abbildung 1). Stellt man jedoch die Kalorienzufuhr nach Personen mit gleichen Ernährungsbilanzen zusammen, so zeigt sich, daß die Adipösen, absolut gesehen, in jeder Gruppe mehr essen als die Normalgewichtigen. Bei den Hypophagen sind es rund 250 kcal mehr, bei den Normophagen sind es 300 kcal mehr, und bei den adipösen Hyperphagen macht der tägliche Mehrverzehr sogar über 650 kcal aus. Diese Unterschiede werden bei der Bildung der Mittelwerte für alle Adipösen und Normalgewichtigen auf Grund der unterschiedlichen Häufigkeiten in den einzelnen Gruppen völlig nivelliert. In gleicher Weise werden die Mittelwerte für die Nahrungsinhaltsstoffe beeinflußt.

Mittelwerte aus Querschnittserhebungen über den Ernährungsumfang Normalgewichtiger und Adipöser sind ohne Differenzierung in der Zusammensetzung der Kollektive von geringer Relevanz und geben oft Anlaß zu Fehlinterpretationen. Die in der Literatur z. T. recht widersprüchlichen Angaben und Aussagen haben hierin eine Ursache. Querschnittsuntersuchungen über die Ernährung dienen lediglich einer Statuscharakterisierung. Sollen Wechselwirkungen zwischen Nahrungsaufnahme und Ernährungszustand aufgezeigt werden, sind Verlaufsbeobachtungen, Langzeitanalysen oder experimentell-epidemiologische Untersuchungen notwendig.

Dr. sc. M. Möhr
Zentralinstitut für Ernährung
der AdW der DDR
Potsdam-Rehbrücke

TAGUNGSBERICHT

2. Europäischer Kongreß für Klinische Chemie, Prag/ČSSR, 3.—8. 10. 1976

Der Kongreß fand unter der Schirmherrschaft der International Federation of Clinical Chemistry statt.

Die Thematik des Kongresses trug der Tatsache Rechnung, daß der Anteil klinisch-chemischer Untersuchungen bei der Diagnose von Erkrankungen ständig zunimmt. Demzufolge standen Themen der Qualitätskontrolle klinisch-chemischer Untersuchungsverfahren, der Spezifität und Sensibilität einzelner Parameter, der diagnostische Wert von Enzymbestimmungen und mathematisch-statistische Auswertungen im Vordergrund.

In den Plenarvorträgen wurde unterstrichen, daß sich die klinische Chemie zu einem eigenständigen Fachgebiet entwickelt hat, deren wichtigste Aufgabe es ist, in enger Kooperation mit den behandelnden Ärzten diagnostische und therapeutische Problemstellungen zu lösen.

Durch den Einsatz maschineller Rechner ist nicht nur eine statistische Auswertung der Daten möglich, sondern es eröffnen sich Wege der Reduktion von Parametern mit nicht relevanter Aussagekraft. Mit fortschreitender Kenntnis über Wirkung und Lokalisation von Enzymen in Organen und Geweben steigt der Anteil an Enzymaktivitäts- und Substratbestimmungen in der klinisch-chemischen Diagnostik. Das gilt insbesondere für die Peptidasen. Besondere Aufmerksamkeit ist der Biorhythmik zu widmen. Stamm, Doerr u. a. berichteten über eine Reihe jüngster Untersuchungen, in denen für zahlreiche Parameter des Serums und des Urins Tagesschwankungen nachgewiesen wurden. In diesem Zusammenhang gewinnen standardisierte Bedingungen der Probenentnahme besondere Bedeutung.

Zur Diagnostik der Hyperlipoproteidämien kam in einer Reihe von Vorträgen und Postern zum Ausdruck, daß trotz zahlreicher Bemühungen die Klassifizierung noch nicht weiter entwickelt werden konnte. Nach wie vor ist die elektrophoretische Trennung der Serum-Lipoproteide mit semiquantitativer Auswertung in Verbindung mit der Bestimmung des Serum-Cholesterols und der Serum-Triglyceride bzw. der β-Lipoproteide die Methode der Wahl.

Die dem Kongreß angeschlossene Fachausstellung ergänzte durch das Angebot abgestimmter Testkombinationen für die klinische Diagnostik, zahlreicher Laborgeräte und automatisierter Arbeitsgänge das Anliegen des Kongresses.

W. Lüder/R. Plass

W. Bruns

Getreideerzeugnisse in Prophylaxe und Therapie des Diabetes mellitus

Der Diabetes mellitus — ein seit Jahrtausenden bekanntes Krankheitsbild — ist in den letzten 20 bis 30 Jahren zu einer der häufigsten Erkrankungen in Ländern mit hohem Lebensstandard geworden. Die Zunahme der Häufigkeit des Diabetes geht fast ausnahmslos zu Lasten des übergewichtigen Typs des Diabetes jenseits des 4. bis 5. Lebensjahrzehnts, während der im Kindes- oder Jugendalter manifest gewordene schlanke Diabetestyp kaum häufiger wird.

2 Typen des Diabetes

Wir können somit 2 Typen des Diabetes differenzieren, auch hinsichtlich der Prophylaxe und Therapie, obwohl es, die Regel bestätigend, Ausnahmen und Übergänge gibt.

— Der juvenile, schlanke, im Kindes- und Jugendalter auftretende Diabetes ist im allgemeinen nicht Folge von Überernährung und des Mangels an körperlicher Bewegung. Es sind andere Faktoren, vielleicht Virusinfekte oder autoimmune Vorgänge, die die insulinbildenden Zellen zerstören, wenn eine genetisch determinierte erhöhte „Verwundbarkeit" der B-Zellen vorliegt. Eine Prophylaxe ist bisher nicht möglich.
  Neben der Diättherapie ist die Behandlung mit Insulininjektionen notwendig.

— Die Entstehung des Diabetes bei älteren, übergewichtigen Menschen wird hingegen maßgeblich geprägt durch die im Laufe des Lebens und Erlebens einwirkenden Umweltfaktoren.
  Diese sind vorwiegend
  - Überernährung
  - Mangel an körperlicher Betätigung
  - die dadurch bedingte Entstehung der Übergewichtigkeit und ständige Reizüberflutungen und Streßsituationen mit Fehladaptation.

Bei dem übergewichtigen Diabetestyp ist die Prophylaxe möglich und notwendig.

Sowohl die Maßnahmen der Prävention als auch der Therapie basieren in erster Linie auf Diät, Gewichtsreduktion und körperlicher Betätigung.

Einfluß der Diät

Die speziellen Anforderungen an die Diabetesdiät bestehen in:

1. der Vermeidung von schnellen und hohen Blutzuckeranstiegen und somit der Annäherung der Blutzuckerlage an physiologische Verhältnisse und
2. der Vermeidung bzw. Reduktion der Übergewichtigkeit.

Die Möglichkeit der Realisierung der 1. Forderung — keine schnellen und hohen Blutglukoseanstiege sowie Schonung der B-Zellen (Vermeidung übermäßiger Stimulierung der Insulinsekretion) durch diätetische Faktoren — wird durch Messung des Blutglukose- bzw. Insulinspiegelanstiegs unter verschiedenen Kohlenhydratbelastungen demonstriert (Abbildungen 1 u. 2).

Glukose erhöht am schnellsten die Blutglukosespiegel. Bei Polysacchariden ist diese Wirkung weniger stark ausgeprägt, wobei zwischen den einzelnen Polysacchariden deutliche Unterschiede vorhanden sind. Z. B. erhöht Vollkornbrot im Vergleich zum Toastbrot und Haferflocken die Blutglukosespiegel wesentlich geringer (Abbildung 1).
Nach Gabe von Glukose steigen die Blutglukose- und Insulinspiegel besonders schnell und hoch an (Abbildung 2), unter den Polysacchariden in Reis und Nudeln mittelhoch, während die hinsichtlich des Kohlenhydratanteils gewichtsäquivalenten Trockenerbsen erstaunlicherweise eine deutlich geringere Elevation dieser Parameter verursachen, obwohl mit den Trockenerbsen nicht nur 25 g Kohlenhydrate, sondern zusätzlich etwa 15 g Eiweiß, also insgesamt eine größere Kalorienmenge, verabfolgt werden.
Die Rückschlüsse aus diesen Befunden sind folgende:
Polysaccharide sind für Diabetiker geeigneter als Mono- oder Disaccharide.

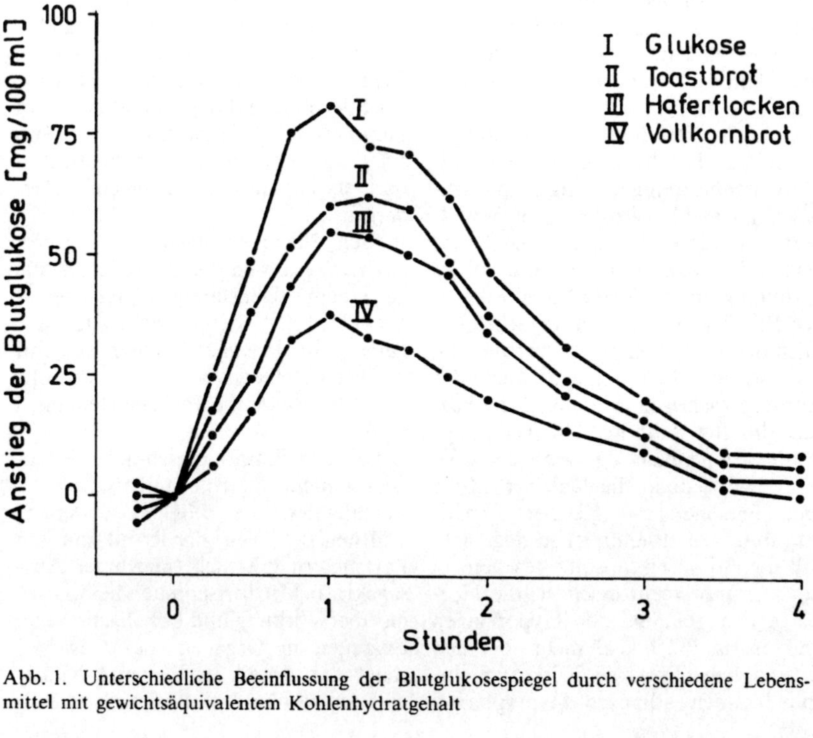

Abb. 1. Unterschiedliche Beeinflussung der Blutglukosespiegel durch verschiedene Lebensmittel mit gewichtsäquivalentem Kohlenhydratgehalt

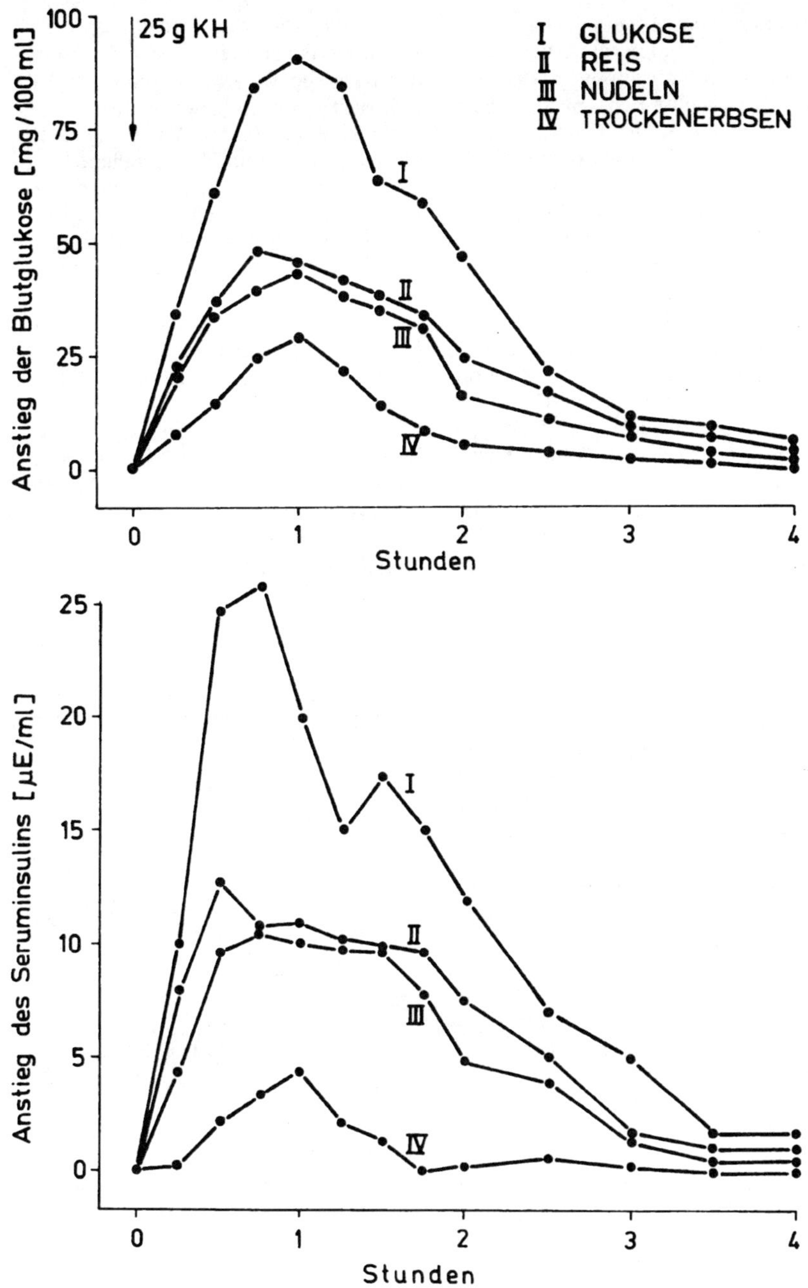

Abb. 2. Unterschiedliche Beeinflussung der Blutglukose- und Insulinspiegel durch verschiedene Lebensmittel mit gewichtsäquivalentem Gehalt an Kohlenhydraten

Letztere sind daher — wie allgemein bekannt — in der Diät des Diabetikers verboten. Aber auch zwischen den verschiedenen Polysacchariden besteht ein Unterschied. Es ist nicht so, daß 10 g eines Polysaccharids denselben Effekt auf Blutglukose und Insulin ausüben wie 10 g eines anderen. Eine Kohlenhydrateinheit (KHE) von 10 g braucht also nicht gleich zu sein einer anderen KHE, die aus anderen Polysacchariden zusammengesetzt ist. Es gibt zwischen den Kohlenhydrateinheiten einzelner Kohlenhydratträger biologische Unterschiede.

Wie kommt es, daß 25 g Kohlenhydrate plus etwa 15 g Eiweiß den Blutglukoseanstieg und insbesondere die Insulinsekretion weniger stark beeinflussen als 25 g Kohlenhydrate im Reis oder in den Nudeln?

Das könnte erklärt werden durch unterschiedlich schnellen Abbau der Polysaccharide im Magen-Darm-Trakt zu resorbierbaren Monosacchariden, und dieser verlangsamte Abbau seinerseits durch unterschiedliche chemische Bindung bzw. Verstrukturierung der Polysaccharide im Netzwerk aus Zellulose und Eiweiß.

Hier ist noch weitgehend Unbekanntes zu erforschen bzw. für die Diätetik nutzbar zu machen. Man könnte sich vorstellen, daß in Zukunft künstlich verarbeitete und wohlschmeckende Gemische von Polysacchariden und Eiweißmolekülketten mit definierter unterschiedlicher Aufspaltungsgeschwindigkeit und Resorption für die Diätetik zur Verfügung stehen werden. Der Arzt und Patient haben dann in Abstimmung mit anderen den Blutglukosespiegel beeinflussenden Faktoren die Möglichkeit, durch Gabe solcher Zubereitungen den gewünschten Blutglukosespiegel einzuregeln.

Das zweite Anliegen der Diät bei Diabetikern ist die Vermeidung bzw. die Reduktion der Übergewichtigkeit. Letztere stellt einen Dauerzustand einer erhöhten Anforderung an die B-Zellleistung dar. Es gilt also, eine Nahrung auszuwählen, die den geringsten lipogenetischen Effekt besitzt.

Wirkungen der Hormone Insulin und Glukagon

Die Regulation der Nahrungsverwertung sowie der aufbauenden (anabolen) bzw. abbauenden (katabolen) Stoffwechselvorgänge erfolgt durch die Hormone Insulin und Glukagon (bishormonale Regulation nach Unger).

Insulin ist das Hormon des Aufbaus. Es sorgt bei ausreichendem Nahrungsangebot für die Verwertung der damit angebotenen Substrate als Energielieferant (insbesondere aus Kohlenhydraten) und für den Aufbau der Körper-

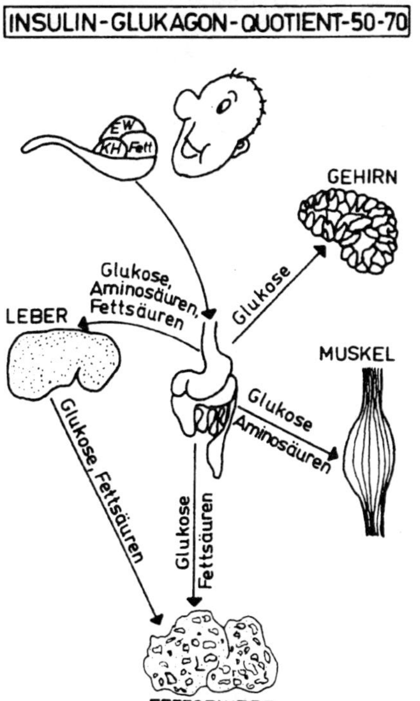

Abb. 3. Schematische Darstellung der Stoffwechselvorgänge und der regulierenden Faktoren nach Aufnahme einer Mischkost

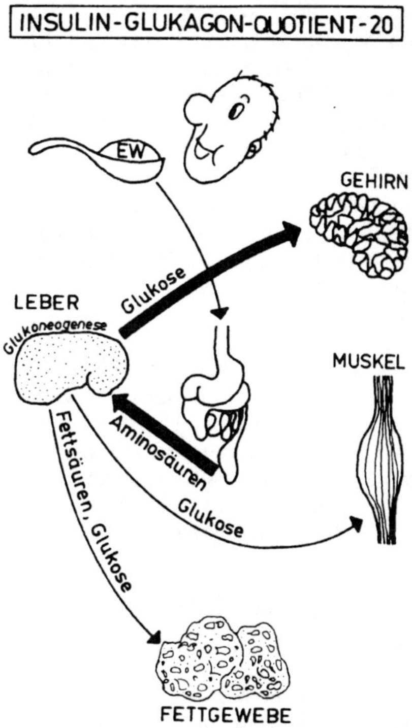

Abb. 4. Schematische Darstellung der Stoffwechselvorgänge und der regulierenden Faktoren nach Aufnahme einer reinen Eiweißnahrung

substanzen, des Eiweißes, des Fettes und des Glykogens. Besonders deutlich ist der anabole Effekt des Insulins bei Überernährung (Entstehung der Fettsucht, die ohne Insulin nicht möglich ist).

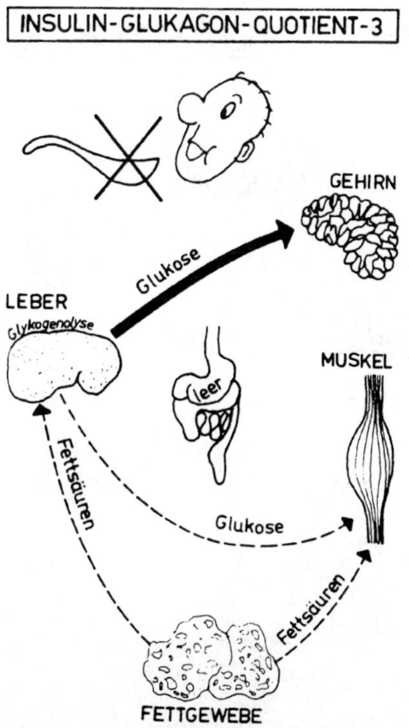

Abb. 5. Schematische Darstellung der Stoffwechselvorgänge und der regulierenden Faktoren nach einer Nahrungskarenz von 8 bis 12 Stunden

Glukagon ist das Hormon der aktuellen Bereitstellung von Energie in den Zeiten des fehlenden Nahrungsangebots (zwischen den Mahlzeiten, nachts, beim Fasten), es baut daher Körpersubstanzen (Eiweiß, Fett, Glykogen) ab, es wirkt katabol und stellt dem Organismus, insbesondere dem Gehirn, die notwendige Energie in Form von Glukose und Fettsäuren bzw. Ketonkörpern zur Verfügung.

Bei Nahrungsaufnahme überwiegt also die Insulinwirkung, in Karenzzeiten die des Glukagons. Kohlenhydrate stimulieren die Insulinsekretion, Fette und besonders die Eiweiße die Glukagonsekretion, wenn sie ohne Kohlenhydrate verabreicht werden.

In Abhängigkeit von der Art der Ernährung (Kalorienmenge, Zusammensetzung der Nahrung aus den Hauptkalorienträgern Kohlenhydrate, Fett und Eiweiß) entsteht somit ein bestimmtes Verhältnis von Insulin und Glukagon bzw. ihrer Wirkungen, die sogenannte I/G-Ratio. Sie liegt z. B. nach Einnahme einer gemischten Nahrung etwa bei 50, nach einer reinen Kohlenhydratmahlzeit bei 70, nach nächtlichem Fasten bei 3, nach längerem Hungerzustand bei 1 (Abbildungen 3 bis 7).

Nach Verzehr einer normal zusammengesetzten Mischnahrung von z. B. 50 kcal% Kohlenhydraten, 30 kcal% Fett und 20 kcal% Eiweiß (Abbildung 3) wird das Gehirn durch die aus den Kohlenhydraten der Nahrung stammende Glukose versorgt. Ferner gelangt Glukose in unterschiedlichen Mengen in die Muskulatur und Leber bzw. bei Nahrungsüberschuß und Vorhandensein von Insulin auch in das Fettgewebe. Die Insulin/Glukagon-Ratio liegt bei 50. Ob bei dieser Art der Ernährung eine Übergewichtigkeit entsteht, hängt allein davon ab, ob die Ernährung insgesamt für das Individuum überkalorisch ist und die Insulin/Glukagon-Ratio dadurch ständig zugunsten des Insulins verschoben wird. Fehlt Insulin, so bildet sich je nach Stärke des Defektes ein mehr oder weniger stark ausgeprägter Diabetes aus.

Bei reiner Eiweißnahrung (Abbildung 4) wird zur Aufrechterhaltung der Gehirnversorgung mit Glukose unter dem Einfluß von Glukagon die Glukoneogenese stimuliert, d. h. die Umwandlung der aus der Nahrung stammenden Aminosäuren in Glukose. Dies ist ein energieverbrauchender Prozeß, der sich bei Übergewichtigkeit auf die Gewichtsreduktion günstig auswirkt. Ein Teil der Aminosäuren gelangt in die Muskulatur, bei überkalorischem Eiweißangebot werden Aminosäuren nach vorhergehender Desaminierung auch zu Fett umgebaut. Für die Erreichung einer kontinuierlichen Gewichtsreduktion ist demnach die Verordnung einer mäßig reduzierten reinen Eiweißnahrung die beste Methode. In der Praxis ist jedoch die Einhaltung und Zusammenstellung einer solchen Diät nicht so ganz einfach, so daß hier noch ein weites Feld für die Ernährungs- und Nahrungsmittelforschung einschließlich der Getreideverarbeitung vor uns liegt.

Nach einem etwa 6stündigen Fasten (Abbildung 5) haben wir folgende Stoffwechselabläufe vor uns: Die Aufrechterhaltung der Gehirnversorgung mit Glukose erfolgt durch die Glykogenolyse des Leberglykogens. Die Insulin/Glukagon-Ratio liegt bei 3. Andere Stoffwechselorgane, wie Fettgewebe und Muskulatur, sind noch relativ ineffektiv bei der Bereitstellung von Substraten.

Nach 12- bis 24stündigem Fasten (Abbildung 6) sind die Glykogenvorräte der

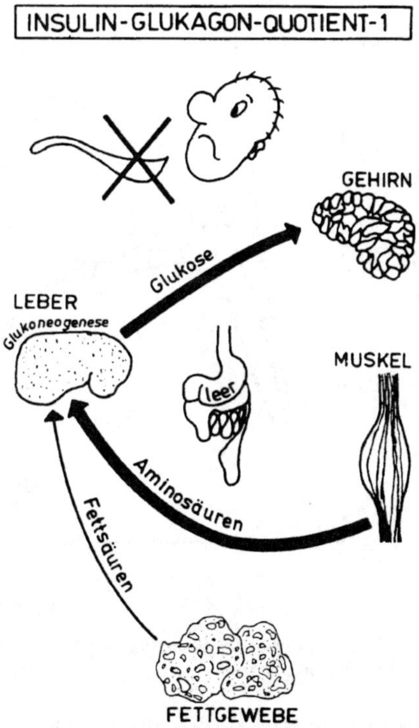

Abb. 6. Schematische Darstellung der Stoffwechselvorgänge und der regulierenden Faktoren nach einer 12- bis 24stündigen Nahrungskarenz

Leber aufgebraucht, und es kommt zur Glukoneogenese aus den aus dem Fettgewebe stammenden Fettsäuren sowie aus den aus der Muskulatur infolge der Proteolyse freigesetzten Aminosäuren. Die Insulin/Glukagon-Ratio nähert sich mehr und mehr 1. In diesem Zustand werden also körpereigene Substanzen in verstärktem Maße abgebaut. Es kommt zunehmend zum Verlust von Muskelproteinen (negative Stickstoffbilanz).

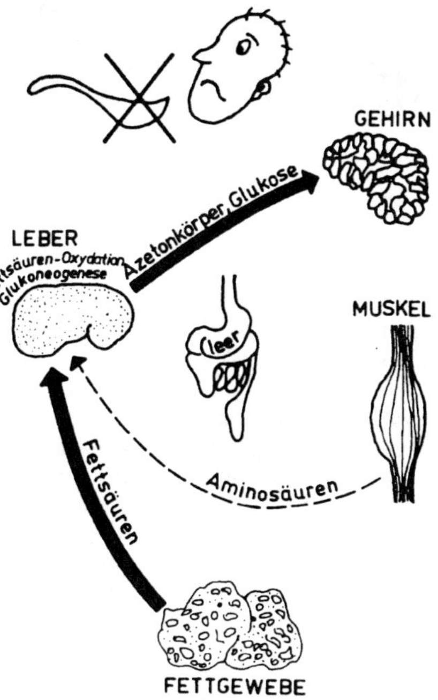

Abb. 7. Schematische Darstellung der Stoffwechselvorgänge und der regulierenden Faktoren nach einer Nahrungskarenz von über 48 Stunden

Bei länger als 48 Stunden andauerndem Fasten (Abbildung 7) nimmt die Glukoneogenese aus Fettsäuren und Aminosäuren ab. Dafür kommt die Fettsäureoxydation verstärkt in Gang, in diesem Rahmen erfolgt eine Umstellung des Gehirnstoffwechsels von der Glukoseverstoffwechselung auf die Verwertung von Azetonkörpern. Auf diese Weise entsteht ein aminosäuresparender Effekt, da die Substratlieferung vorwiegend aus dem Fettgewebe erfolgt. Für die längere Aufrechterhaltung dieser Regulation ist neben dem Glukagon auch eine gewisse Menge von Insulin erforderlich, weil es ohne Insulin zum Zusammenbruch des Stoffwechsels kommt, wie wir es bei dem diabetischen Koma beobachten. Ein längeres Fasten kann somit bei insulinpflichtigen Diabetikern gefährlich sein. Zur Gewichtsreduktion bei Zuckerkranken muß man daher einen anderen, weniger gefährlichen Weg einschlagen.

Diätetische Behandlung des Diabetes

Für die Praxis der diätetischen Behandlung des Diabetes mellitus sieht das Resümee folgendermaßen aus:
Beim schlanken Diabetiker vom juvenilen Typ ist eine mehr oder weniger kohlenhydratreiche Kost erlaubt, um einen normalen anabolen Zustand (mit Hilfe von Insulininjektionen) zu erreichen. Der Einsatz von solchen Polysacchariden, die die Glykämielage relativ gleichmäßig halten, d. h. zu schnelle und zu hohe Blutglukosewerte vermeiden, ist dabei ein wesentliches Gebot.
Bei der Mehrzahl der Diabetiker, dem übergewichtigen Diabetestyp, bzw. auch zur Prophylaxe des Diabetes und zur Behandlung von latenten und asymptomatischen Kohlenhydrattoleranzstörungen, sind selbstverständlich gleichgeartete Kohlenhydrate am Platze, weil sie neben der Vermeidung von höheren Blutglukosespiegeln auch die Insulinsekretion nicht so stark stimulieren.
Die Kost dieser Patienten muß zusätzlich kalorienreduziert sein und aus oben angegebenen Gründen relativ wenig Kohlenhydrate und viel Proteine enthalten.
Die Insulin/Glukagon-Ratio muß zugunsten des Glukagons verschoben werden, bis das Normalgewicht erreicht ist.
Dieses Ziel der diätetischen Behandlung der Diabetiker ist mit unserem derzeitigen Nahrungsmittelangebot selbstverständlich erreichbar.
Die bisherigen Erfahrungen zeigen jedoch, daß man die bei Zuckerkranken dringend erforderliche Normalisierung des Körpergewichts in der Regel nicht erreicht bzw. einen nur vorübergehenden Effekt erzielt. Der Dauererfolg ist deprimierend.
Das Essen, das Schmecken gehören zu den Grundgenüssen des Menschen und sind Ausdruck der Lebensfreude und des Behagens. Es ist in der Regel nicht möglich, den Willen des Diabetikers, an dessen Lebensweg schon recht viele Gebots- und Verbotsschilder aufgestellt sind, so weit zu beeinflussen, daß er Monate und Jahre bis zur Normalisierung seines Körpergewichts durchhält. Es handelt sich also erstrangig um ein psychologisches Problem.

Forderung nach speziellen Getreideerzeugnissen

Um das Durchhalten leichter zu machen, müssen wir den Zuckerkranken Nahrungsmittel anbieten, die ihm einerseits in bestimmten Grenzen einen vollen Genuß am Essen gestatten, andererseits das Ziel unserer diätetischen Maßnahmen erreichen lassen. Im Nahrungsmittelsortiment müssen wohlschmeckende, kalorienreduzierte und sättigend wirkende (Ballaststoffe enthaltende) kohlenhydratreduzierte und eiweißreiche Erzeugnisse in ausreichendem Maß vorhanden sein. Neben vermehrtem Angebot von Gemüse und von fettarmen Erzeugnissen kann man auch auf dem Gebiet der Getreideverarbeitung noch manches Neue entwickeln. Wir benötigen kalorienreduzierte Getreideerzeugnisse, auch solche mit speziellen Eigenschaften, die z. B. teilweise als Fettersatz dienen können (z. B. hydrolisierte Stärke). Weiterhin sind kohlenhydratreduzierte und eiweißreiche Nahrungsmittel, die billig sind und gut schmecken, zu entwickeln. Wir denken dabei insbesondere an Brotsorten, die diesen speziellen Anforderungen entsprechen und die z. B. die Eigenschaften des sogenannten Luftbrotes, das es schon früher einmal gab, erfüllen: kalorienreduziert, kohlenhydratreduziert, eiweißangereichert, reich an Ballaststoffen und doch gut schmeckend. Wir denken aber insgesamt an eine größere Palette definierter Nahrungsmittel mit entsprechenden Qualitäten.
Der Anfang einer solchen Entwicklung ist im Rahmen der Tätigkeit des Warenzeichenverbandes „Diätetische Erzeugnisse", z. B. mit Entwicklung der Palette „ON-sucrosin" und „ON-kalorienreduziert" gemacht worden.
Die neuen Erkenntnisse über die hormonale Regulation der Stoffwechselvorgänge und ihre Beeinflussung durch Menge und Zusammensetzung der Nahrung sollten aber eine erneute Aufforderung sowohl an Ärzte und Ernährungsphysiologen als auch an Wissenschaftler, die auf dem Gebiete der Getreideverarbeitung tätig sind, sein, neue Erzeugnisse zu entwickeln und damit eine bessere diätetische Behandlung von Zuckerkranken (und Adipösen) zu ermöglichen.

Dr. sc. med. W. Bruns
Zentralinstitut für Diabetes
„Gerhardt Katsch"
Karlsburg

Selen und Herzinfarkt

Selen scheint für die Entwicklung eines Hochdrucks und einer koronaren Herzkrankheit wichtig zu sein: bei vermindertem Selenspiegel stieg die Infarkthäufigkeit bis zu 300% an. In selenreichen Staaten der USA starben bis zu 67% weniger Patienten an Hypertonie-Folgekrankheiten als in selenarmen Staaten. Unklar ist noch der Wirkungsmechanismus des Selens. Möglich wäre ein Zusammenhang zwischen der reduzierenden Wirkung des Selens und der Senkung der Infarkthäufigkeit. [Med. Trib. **11** (1976) S. 40]

W. Seifart

Allgemeine und spezielle Ernährung vor Operationen

Zum Zeitpunkt einer planmäßigen Operation soll sich der Patient in einem ausreichend belastbaren Zustand befinden. Kardiopulmonale, endokrine und metabolische Funktionen müssen ausgeglichen sein, entsprechende Defizite sind im Rahmen der Operationsvorbereitung zu substituieren. Gleichzeitig hat die Vorbehandlung darauf abzuzielen, Möglichkeiten von postoperativen Belastungen und Komplikationen zu erkennen und auszuschalten. Die Ernährung ist hierbei ein wesentlicher Bestandteil der Therapie und läßt sich in ihrer Aufgabenstellung von anderen Behandlungsmaßnahmen oft nur schwer trennen.
Bei ausreichend intakter Verdauungsfunktion erfolgt die präoperative Nahrungszufuhr in Form von üblicher Klinikkost peroral. In bestimmten Fällen ist sie vorteilhaft durch eine künstliche Ernährung als Formula-Diät, durch Sondenernährung oder parenterale Ernährung zu ergänzen. Dagegen erfordert Unmöglichkeit der peroralen oder enteralen Ernährung ein zunehmendes oder vollständiges Übergehen auf die Nahrungszufuhr durch intravenöse Infusionen.
Die präoperative Ernährung muß gleichermaßen metabolischen, anästhesiologischen und operativ-technischen Anforderungen entsprechen. An erster Stelle steht hier die **Substitution von Defiziten,** welche sich erfahrungsgemäß meist nicht nur auf enteralem Wege durchführen läßt. Entweder ist das im Hinblick auf das Grundleiden nicht möglich oder die perorale Substitution würde eine zu lange Zeit beanspruchen. Es ist daher als Regel anzuerkennen, daß krankheitsbedingte Ernährungsdefizite präoperativ durch intravenöse Zufuhr von Nahrungs- und Stoffwechselbausteinen zu substituieren sind.
Eine **Exsikkose** nach vorausgegangenem Erbrechen infolge von Ileus, Stenosen, Urämie oder Peritonealreizung sowie nach anderen enteralen Flüssigkeitsverlusten und bei Hypoalbuminämie kann durch Hämokonzentration eine Anämie maskieren. Während eine eventuell mögliche perorale Ernährung hierbei die nötige Steigerung der Trinkmenge berücksichtigt oder durch zusätzliche Infusionen ergänzt wird, ist die Behandlung der hypochloridämischen **metabolischen Alkalose** mit Hypokaliämie nach reichlichen Magensaftverlusten oft mit entsprechenden Kaliumchloridpräparaten, manchmal jedoch nur über Infusionen durchführbar. Ähnliches gilt für weitere Störungen im Wasser- und Elektrolythaushalt, von denen besonders an Natrium-, Kalium- oder Kalziummangelzustände erinnert sei.
Als typische Folge unzureichender Ernährung bei behinderter Nahrungszufuhr oder erhöhtem, nicht gedecktem Bedarf findet sich eine **Hypoproteinämie,** vor allem eine Hypoalbuminämie, und in schwerster Form schließlich das Bild der Hungerkachexie bei Ösophagus- oder Magenstenose, in fortgeschrittenen Tumorstadien und bei Malabsorption unterschiedlicher Genese. In bezug auf das Operationsrisiko bedeutet ein stärkerer Proteinmangel eine erhebliche Gefährdung des Patienten. Die einzelnen Gefahren reichen hierbei von der erhöhten Schockbereitschaft bei herabgesetztem intravasalem onkotischen Blutdruck mit der Tendenz zum Volumenmangel, von verzögerter Wundheilung und Anastomoseninsuffizienz bis zur gesteigerten Infektionsanfälligkeit.
Eine eiweißreiche Kost allein ist gewöhnlich nicht ausreichend, schwere Proteinmangelzustände auszugleichen. Jedoch gelingt mit täglichen Infusionen von Albuminpräparaten und Aminosäurengemischen meist innerhalb weniger Tage eine Normalisierung des Elektropherogrammbefundes. Diese Behandlung ist allerdings sehr kostenaufwendig, wenn man berücksichtigt, daß zusätzlich zur Klinikkost oder zum Basis-Infusionsprogramm täglich 240 ml 5%iges Humanalbumin (12 g Albumin) und 1000 ml Alvesin® (43 g Aminosäuren) verabreicht werden müssen, wenn ein guter und schneller Behandlungseffekt angestrebt wird. Aus diesem Grunde ist eine Proteinsubstitution kritisch zu indizieren und dann auch ausreichend zu dosieren. Mit Humanalbumin oder Plasmakonserven ohne Aminosäurekombination läßt sich der Ausgleich eines Eiweißdefizites nur in wesentlich längerer Zeit erzielen, was mit der für einen aktuellen Proteinersatz relativ langen Halbwertszeit von 20 bis 30 Tagen für infundierte Plasmaeiweiße [10] zu erklären ist.
Die Behandlung von **Vitaminmangelzuständen** — so Vitamin K bei Ikterus und anderen Fettresorptionsstörungen oder Vitamine der B-Gruppe bei oraler Antibiotikatherapie — ist ebenso zu erwähnen wie die Behandlung einer **Anämie** und eines Eisenmangels.
Eine Reihe weiterer, das Operationsrisiko erhöhender Stoffwechselstörungen bedarf der Beachtung in der Gestaltung der präoperativen Ernährung. So ist bei **Niereninsuffizienz** bis zum Stadium der kompensierten Retention, also bei Serum-Harnstoffstickstoffwerten bis 50 mg/100 ml und Serum-Kreatininwerten bis 10 mg/100 ml, durch Erhöhung der täglichen Trinkmenge auf 2000 oder 3000 ml eine ausreichende Diurese zu erhalten und Operationsfähigkeit zu erzielen. Die gleichzeitig übliche Beschränkung der Eiweißzufuhr auf 25 bis 30 g Protein/Tag [6, 8] muß die Serum-Eiweißwerte berücksichtigen und ist gegebenenfalls durch Infusion von Aminosäurenlösungen zu ergänzen. In Betracht kommen hier Präparate mit einem hohen Gehalt an essentiellen L-Aminosäuren wie Nutrifundin®, Aminoplasmal L5® oder Aminosteril KE 800®. Die günstige Beeinflussung der Azotämie durch solche Infusionen wird auf die Reutilisierung des Harnstoffstickstoffs zur Proteinsynthese zurückgeführt [9]. Etwa die Hälfte der oral verabreichten Proteinmenge soll biologisch hochwertig sein und einem Kartoffel-Eiprotein-Verhältnis von 60:40 entsprechen [6, 8]. Bei Oligurie oder Anurie sowie Urämie ist eine planmäßige Operation kontraindiziert. Hier muß vorher durch Infusions- und Dialysebehandlung die Nierenfunktion gebessert oder ersetzt werden, wenn nicht eine dringliche, vitale Operationsindikation besteht.
Sehr **adipöse Patienten** sind postoperativ einem erhöhten kardialen, Pneumonie-, Thrombembolie- und Wundrupturrisiko ausgesetzt. Eine präoperative Gewichtsreduktion wäre in vielen Fällen wünschenswert. Sie kann aber auch

durch eine Nulldiät, das heißt durch Nahrungskarenz mit ausreichender kalorienfreier Flüssigkeitszufuhr, nicht innerhalb von einigen Tagen erreicht werden. Hierzu werden schon 4 bis 6 Wochen benötigt. Da aber der Patient die Unbequemlichkeiten dieser Behandlung und der Arzt die lange präoperative Verweildauer nicht gern in Kauf nehmen, ist eine gezielte Gewichtsreduktion vor Operationen selten üblich. Nicht ganz zu Recht, denn sie brächte ja bei einer Reihe von Pateinten, deren Grundleiden das erlauben würde, eine beträchtliche Senkung der Gefährdung. Außerdem werden ihre Gefahren für den Stoffwechsel überschätzt.

Unter **Nulldiät** mit täglicher Flüssigkeitszufuhr von 2000 bis 2500 ml in Form von Mineralwasser oder Obst- und Gemüsesäften, so daß eine Diurese von 1000 bis 1500 ml/Tag erreicht wird, geht beim Adipösen der Eiweißkatabolismus allmählich bis auf eine Stickstoffausscheidung von weniger als 4 g/Tag zurück. Der Hirnstoffwechsel wird nicht mehr durch Glukose, sondern zum größten Teil durch Metabolisierung von β-Oxybuttersäure gedeckt, während der Säure-Basen-Haushalt trotz einer erheblichen Ketonämie infolge der überwiegenden Fettsäuremetabolisierung bei normaler Nierenfunktion und großen Harnvolumina kompensiert bleibt. Durch diese Behandlung über mehrere Wochen wurden tägliche Gewichtsverluste von 400 bis 450 g erreicht [4].

Ferner muß ein **Diabetes mellitus** durch entsprechende diätetische und medikamentöse Stoffwechselführung stabil eingestellt werden.

Der Anästhesist fordert zu allen Operationen in Allgemeinbetäubung beim Patienten einen **leeren Magen,** was im allgemeinen nach 6- bis 12-stündiger strikter Nahrungskarenz — über Nacht also — erreicht wird. Sinn dieser Maßnahme ist es, eine Regurgitation und Aspiration von Mageninhalt bei oder nach der Narkoseeinleitung zu vermeiden und die Gefahr des postoperativen Erbrechens zu mindern. Bei Magenausgangsstenose, Ileus oder bei dringlichen Operationen ohne Möglichkeit einer planmäßigen Vorbereitung sollte eine Entleerung des Magens durch eine vorher transnasal gelegte Magensonde vorgenommen werden. Auch vor kleineren Operationen in örtlicher Betäubung sollte die übliche Nahrungskarenz beibehalten werden, weil sich während des Eingriffs gelegentlich die Notwendigkeit einer Operationserweiterung und damit einer Narkose ergeben kann.

Für **Operationen außerhalb von Verdauungstrakt und Bauchraum,** das heißt also im Rahmen der planmäßigen operativen Orthopädie und Extremitätenchirurgie, im Rahmen der Neurochirurgie, Ophthalmologie und Otologie, ferner in der Lungen- und Gefäßchirurgie sowie Schilddrüsen- und Brustdrüsenchirurgie ergeben sich keine wesentlichen weiteren Ernährungsprobleme. Nach dem Ausgleich von festgestellten Ernährungs- und Stoffwechseldefiziten, nach der notwendigen kardiopulmonalen Vorbereitung und einer Nahrungskarenz vom Abend vor der Operation an ist der Patient operationsfähig im Sinne der hier zu besprechenden Thematik.

Da es nach intraabdominellen Eingriffen zu einer reflektorischen Darmparalyse kommt, welche meist erst 24 bis 48 Stunden nach der Operation mit dem Einsetzen der Peristaltik nachläßt, muß eine Belastung des Magen-Darm-Kanales vor dem Überwinden der Darmparalyse vermieden werden. Besonders gefährdete Anastomosennähte wie Ösophagusanastomosen und Dickdarmnähte erfordern darüber hinaus eine Nahtentlastung durch Nahrungskarenz bis zur sicheren Nahtverklebung und eine präoperative Befreiung des Dünndarmes und Colons von Ballaststoffen.

Vor **Operationen außerhalb des Verdauungstraktes,** jedoch mit **Beeinflussung der Bauchorgane** oder Irritation des Peritoneums, wie sie in der urologischen Chirurgie, der Gynäkologie, der intraabdominellen Sympathikus- und Gefäßchirurgie sowie in der Chirurgie größerer Hernien gegeben ist, genügt es, am Tage vor der Operation eine flüssige, schlackenfreie Kost zu verabreichen. Dabei ist auf eine ausreichende Flüssigkeitszufuhr von nicht weniger als 1500 ml/Tag besonders zu achten, damit der Patient nicht unnötig dehydratisiert wird. Diese Gefahr ist besonders zu betonen.

Eine **präoperative Exsikkose** kann die Ursache für eine postoperative Niereninsuffizienz werden, verschlechtert infolge Hämokonzentration die Gewebs- und Organperfusion und steigert das Embolierisiko. Diese Erfahrungen wurden vor allem in der Lungenchirurgie und bei alten Patienten sehr oft bestätigt. Daher ist bei Unmöglichkeit oder Unfähigkeit peroraler Flüssigkeitsaufnahme das notwendige Quantum zu infundieren. Auch ist hierbei daran zu denken, daß der Adipöse auf Grund seines geringeren Flüssigkeitsbestandes mehr exsikkosegefährdet ist als der Normalgewichtige.

Vor **Operationen am oberen Verdauungstrakt** — also im Bereich von Ösophagus, Magen, Gallenblase-Leber-Pankreas und Dünndarm — sind zunächst häufig Defizite auszugleichen und Stoffwechselstörungen zu behandeln. Da im Hinblick auf die postoperative Darmparalyse und die Gefährdung von Anastomosennähten der Verdauungstrakt stärker entlastet sein soll, wird hier häufig 1 bis 2 Tage lang vor der Operation eine schlackenarme, leicht resorbierbare flüssige Kost gegeben. Es schließt sich die übliche Nahrungskarenz von 6 bis 12 Stunden, das heißt vom Vorabend vor der Operation, an.

Anastomosennähte im **Dickdarm- und Mastdarmbereich** sind durch den eingedickten, festen Darminhalt und infolge der dünneren, weniger durchbluteten Darmwandung vermehrt gefährdet. Sicherheit vor chirurgischen Komplikationen ist hier nur dann gegeben, wenn unter anderen Maßnahmen der gesamte Dickdarm gründlich entleert und bei schlackenarmer, flüssiger bis breiiger Diät 3 Tage lang vor der Operation nicht belastet wurde. Zusätzliche Reinigungseinläufe oder ein subaquales Darmbad bei gleichzeitiger medikamentöser Darmentleerung unterstützen diese Bestrebungen.

Die wiederholt zitierte **schlackenfreie, flüssigbreiige Kost** in den letzten 1 bis 3 Tagen vor der Operation sollte eine Reihe von Forderungen erfüllen:

Tabelle 1
Präoperative schlackenfreie Kost (Tagesmenge)

5 Mahlzeiten, flüssig-gebunden bis breiig

		Eiweiß g	Kohlenhydrate g	Fett g	Energie kcal	kJ
1000 ml	Vollmilch	31	48	30	600	2500
3	Eier	21	1	20	260	1090
60 g	Butter	—	—	50	450	1900
100 g	Hafermehl	15	66	7	410	1700
30 g	Zucker	—	30	—	120	500
500 ml	Fleischbrühe	6	90	6	130	540
100 g	Zwieback	10	75	4	400	1670
		83	310	117	2370	9900

dazu 500—1000 ml Milchkaffee, Obst- oder Gemüsesaft

— Die **Eiweiß- und Kalorienmenge** sollte so bemessen sein, daß der Proteinstoffwechsel in der anabolen Phase und die Stickstoffbilanz positiv bleiben. Hierzu sind 1 g Eiweiß und etwa 30 kcal (125 kJ) pro Kilogramm Körpermasse und Tag notwendig. Das ergibt im Durchschnitt 70 bis 80 g Eiweiß und 2000 kcal (8400 kJ)

— Die **Flüssigkeitszufuhr** muß eine Diurese von mindestens 800 bis 1000 ml/Tag sichern und darf demnach nicht unter 1500 ml liegen. Auf die Gefahren eines präoperativen Flüssigkeitsdefizits für Nierenfunktion und Kreislauf wurde schon hingewiesen. Beide werden in der postoperativen Phase vom ersten Tage an sehr beansprucht

— Eine Aufsättigung mit **Vitaminen** kann auch in der unmittelbaren präoperativen Kost unterstützt werden. Die wünschenswerten Dosen, nämlich etwa 1000 mg Askorbinsäure (Vitamin C), 200 mg Thiamin (Vitamin B_1), 100 mg Riboflavin (Vitamin B_2), 2000 mg Nikotinamid und 300 mg Pyridoxin (Vitamin B_6), können jedoch in medikamentöser Form einfacher und wirksamer verabreicht werden. Oft wird hier nicht beachtet, daß in den sogenannten „intravenösen Vitamincocktails" Askorbinsäure die anderen Vitamine inaktiviert

— Leichte **Resorbierbarkeit** wird durch Verwendung von vorwiegend Milch-, Eier- und Pflanzeneiweiß bei Vermeidung aller zellulosehaltigen Nahrungsmittel erreicht. Das bedeutet, daß durch diese Kost eine weitgehende Entlastung des Verdauungstraktes von Ballaststoffen erzielt wird, wie es die Vorbereitung zur Operation erfordert (s. Tabelle 1).

Nun sind die geforderten Kalorienmengen durch Fleischbrühe, durch Fettzulagen zu den Milchmehlsuppen und -breis und durch Kohlenhydrate in Form von Zuckerzulagen und Zwieback zu gewährleisten, während die Eiweißmenge oft unterschritten wird. Das ist zum Teil küchentechnisch und von der Eßbarkeit der Mahlzeiten her begründet. Diese Schwierigkeiten lassen sich bei Verwendung einer sogenannten **Formula-Diät** vermeiden.

Wir verstehen hierunter eine lösliche, aus voll resorbierbaren Nahrungsbausteinen zusammengesetzte Fertignahrung in Pulverform, wie sie als Sondenkost bekannt ist. Außerdem wäre ja die eben umrissene, nährstoffreiche Flüssigkost (Tabelle 1) von einer selbst hergestellten Klinik-Sondenkost ebenfalls kaum zu unterscheiden. Leider kann man so eine Kost nicht immer lange Zeit ertragen, 2 oder 3 Tage jedenfalls kaum, wenn die persönliche Geschmacksrichtung anders liegt. Das trifft auf unsere „Bernburger Sondenkost" mit dem unangenehmen Sojageschmack in besonderem Maße zu. Sie ist ja deshalb auch vorwiegend zur Verwendung als Sondenkost gedacht.

Die Entwicklung der ursprünglich als Kosmonautennahrung gedachten, sogenannten „bilanzierten" oder **„chemisch definierten Diät"** aus Aminosäuren, Monosacchariden, mittelkettigen Triglyzeriden, Vitaminen und Mineralien bedeutet hier einen gewissen Fortschritt. Diese Fertigkost ist eher genießbar. Sie wird beim Präparat Vivasorb® mit Orangen- oder Fleischgeschmack angeboten, ist aber sehr teuer. Aus diesem Grunde sind ihrer allgemeinen Verwendung ökonomische Grenzen gesetzt. In der diätetischen Vorbereitung vor Dickdarmoperationen [3] bietet sie allerdings noch einen wesentlichen Vorteil. Der Dickdarm wird unter „chemisch definierter Diät" nicht nur völlig frei von Nahrungsresten, sondern auch die Bakterienflora stirbt ab. Eine antibiotische Vorbehandlung kann sich dadurch erübrigen.

Solange sich eine solche Kost nicht durchgesetzt hat und zu vertretbaren Preisen zu erhalten ist, werden wir mit 5 Milch- und Brühsuppenmahlzeiten und Zwieback in den letzten 1 bis 3 Tagen vor Operationen uns bemühen müssen, vollwertig und operationsgerecht zu ernähren.

Zusammenfassung

Die Ernährung vor Operationen erfolgt peroral, in Kombination mit parenteraler Ernährung oder ausschließlich durch intravenöse Infusionen. Sie muß den Ausgleich von Nahrungsdefiziten und Stoffwechselstörungen berücksichtigen. In Abhängigkeit von der Beteiligung des Verdauungstraktes und der Gefährdung von Anastomosennähten muß in den letzten 1 bis 3 Tagen vor der Operation durch eine schlackenfreie, gut resorbierbare flüssig-breiige Kost eine Entleerung des Verdauungskanales von Ballaststoffen erreicht werden. Hierbei ist auf die Vermeidung einer Exsikkose besonders zu achten. Der Narkoseeinleitung sollte eine Nahrungskarenz von 6 bis 12 Stunden vorangehen. Die verschiedenen Regeln und Empfehlungen werden durch Erläuterung der pathophysiologischen Zusammenhänge näher begründet.

Literaturhinweise

[1] Bäßler, K.-H., W. Fekl und K. Lang: Grundbegriffe der Ernährungslehre; Springer-Verlag, Berlin — Heidelberg — New York 1973

[2] Bergström, J., P. Fürst, E. Hultmann and E. Vinnars: Parenteral nutrition in uremia; Acta Anaesthesiologica Scandinavica **55** (1974) 147

[3] Bünte, H.: Chemisch definierte Diät in der Operationsvorbereitung; in „Bilanzierte Ernährung in der Therapie", Internationales Symposium in Nürnberg 1970; hrsg. von K. Lang, W. Fekl und G. Berg; Georg Thieme Verlag, Stuttgart 1971, S. 124

[4] Ditschuneit, H., J.-D. Faulhaber, I. Beil und E. F. Pfeiffer; Veränderungen des Stoffwechsels bei Null-Diät; Internist **11** (1970) 176

[5] Heller, E., und F. Mörl: Das Handwerk des chirurgischen Stationsdienstes; S. Hirzel Verlag, Leipzig 1961

[6] Kluthe, R., und K. Lindenmaier: Praxis der Ernährungstherapie bei Niereninsuffizienz; Nieren- und Hochdruckkrankheiten 1974, S. 1

[7] Lang, K.: Biochemie der Ernährung; 2. Aufl., Dr. Dietrich Steinkopff Verlag, Darmstadt 1970

[8] Scheler, F.: Allgemeine Therapie der chronischen Niereninsuffizienz; Therapiewoche **24** (1974) 128

[9] Schloerb, P. R.: Essential L-amino acid administration in uremia; American Journal of the Medical Sciences **252** (1966) 650

[10] Seifart, W.: Parenterale Ernährung in der Praxis; VEB Verlag Volk und Gesundheit, Berlin 1975

[11] Seifart, W.: Grundsätze der enteralen Ernährung chirurgischer Patienten; Heilberufe **28** (1976) 156

Dr. W. Seifart
Zentralinstitut für Krebsforschung
der AdW der DDR
Robert-Rössle-Klinik
Berlin

Alkoholverbrauch in der BRD

Wie die „Stuttgarter Zeitung" (BRD) mitteilt, ist der Alkoholverbrauch in der BRD das größte sozialmedizinische Problem. Im Jahr 1975 wurden 12,4 l reiner Alkohol pro Kopf verbraucht, das bedeutet: 150 l Bier, 24 l Sekt bzw. Wein und 7 l Branntwein als statistische Mittelwerte. Der Staat nahm 1975 erstmals über 5 Milliarden DM durch Alkoholsteuern ein. Der Alkoholismus hat heute Eingang in alle sozialen Schichten und Altersgruppen gefunden.

W. Heine

Sondenkost — Indikationen, Zusammensetzung, Neuentwicklungen

Die Qualität einer normalen Kost oder einer Diätkost wird im allgemeinen danach beurteilt, ob sie geschmacklich gut und abwechslungsreich ist. Damit werden nicht nur eine ausreichende Nahrungsaufnahme und -verwertung gesichert, sondern auch die bei einseitiger Ernährung drohenden Mangelschäden verhindert.
Für eine Sondennahrung sind dagegen Variabilität und geschmackliche Eigenschaften von untergeordneter Bedeutung. Ihr Gehalt an Hauptnährstoffen, Vitaminen, Mineralien und Spurenelementen muß bei gleichbleibender Rezeptur den Bedarf des Patienten decken und auch bei langfristiger Ernährung Mangelerscheinungen verhindern. Sondennahrungen werden — wie der Name sagt — mittels einer Sonde unter Umgehung des Geschmacksorgans in den Magen oder Darm appliziert. Auf diese Weise kann die Ernährung eines Patienten gesichert werden, wenn eine ausreichende Nahrungsaufnahme auf natürlichem Wege nicht möglich ist. Damit kann bei einer Vielzahl von Erkrankungen ein verhängnisvoller Kreislauf unterbrochen werden, der mit verminderter Nahrungsaufnahme beginnt und mit Abmagerung, Eiweißmangel, Resistenzlosigkeit gegen Infektionen und einem fatalen Verlauf der Grundkrankheit endet. In vielen solchen Fällen bietet die Sondenernährung eine echte Alternative zur parenteralen Ernährung, besonders weil sie nicht mit den Nachteilen der langfristigen parenteralen Ernährung, wie Venenwandschädigung, Thrombophlebitis, Infektionen und einem limitierten Kalorienangebot belastet ist. Gute Geschmacksqualitäten und Geschmacksvariabilität gewinnen dann an Bedeutung, wenn dem Patienten die Sondennahrung ganz oder teilweise auf natürlichem Wege durch Trinken verabreicht werden kann.
Die Sondenernährung ist immer dann indiziert, wenn ein Patient nicht oder nicht genügend essen kann, essen darf oder essen will. Hinter diesen Symptomen steht eine Reihe von Erkrankungen, die in den Indikationsbereich der Sondenernährung fallen, wie beispielsweise Zustände von Bewußtlosigkeit, Dauernarkosen, Stenosen des Verdauungstraktes oder auch ein abnorm gesteigerter kataboler Stoffwechsel bei ausgedehnten Verbrennungen, Tetanus u. a.
In anderen Fällen **darf** der Patient keine orale Nahrungszufuhr erhalten, obwohl er prinzipiell zur Aufnahme von Nahrung imstande wäre. So ist beispielsweise eine therapeutische Ruhigstellung bestimmter Abschnitte des Magen-Darm-Traktes nach operativen Eingriffen erforderlich. Nicht immer ist bei solchen Zuständen die Sondenernährung indiziert. Es versteht sich von selbst, daß Perforationen und Darmatonie in den Indikationsbereich der parenteralen Ernährung gehören. Jeder Versuch einer künstlichen Ernährung durch Sonden würde für solche Patienten zu einem lebensbedrohlichen Risiko.
Schließlich gibt es eine Reihe von Krankheitsbildern, bei denen die Sondenernährung durchgeführt werden muß, weil der Patient nicht essen will. Das klassische Beispiel für solche Störungen der Nahrungsaufnahme sind die Anorexia nervosa, Geisteskrankheiten und Psychosen, aber auch Zustände schwerer körperlicher Erschöpfung, hohes Fieber u. ä. In jedem Fall müssen die Ursachen einer Ablehnung der Nahrungsaufnahme durch den Arzt klinisch und paraklinisch gewissenhaft geprüft werden. Vielfach stehen dahinter sinnvolle instinktive Schutzmechanismen. Eine Erzwingung der Nahrungszufuhr führt dann häufig zu Komplikationen wie Erbrechen, Durchfall, Gewichtsverlust u. a. In Zweifelsfällen müssen Magen- und Duodenalsaftanalysen sowie morphologische und histochemische Darmschleimhautuntersuchungen die Leistungsfähigkeit des Verdauungs- und Resorptionssystems nachweisen, bevor die Entscheidung zur Sondenernährung gefällt wird. Gelegentlich sind günstige Ausgangssituationen erst durch eine vorangehende parenterale Ernährung zu erreichen.
Zu den Kontraindikationen der Sondenernährung zählen wir den mechanischen und paralytischen Ileus, die akute Enterocolitis, Magen-Darm-Blutungen, die akute Pankreatitis und die Hepatitis.

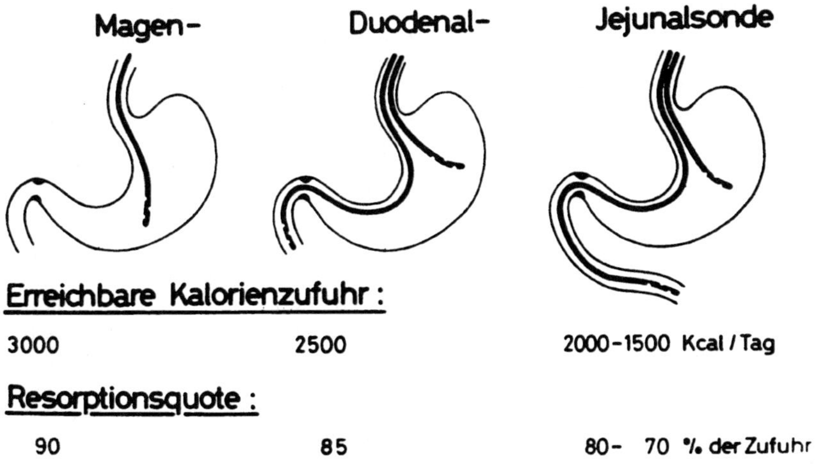

Abb. 1. Erreichbare Kalorienzufuhr und Resorptionsquote bei unterschiedlicher Sondenlage

Zusammensetzung und Eigenschaften von Sondennahrungen

Grundvoraussetzung für die Applikation einer Sondennahrung durch die heute üblichen englumigen Kunststoffsonden ist ihre flüssige Konsistenz und ihre niedrige Viskosität. Ebenso dürfen bestimmte Grenzen der Osmolarität nicht überschritten werden. Flüssigkeiten mit einer hohen Konzentration an gelösten Teilchen führen nach Verabreichung in den Magen-Darm-Kanal nämlich zu einem Abstrom von Wasser aus dem Körperinneren in das Magen-Darm-Lumen. Dieser Wasserabstrom geht klinisch mit Kollapssymptomen, Erbrechen und Durchfall einher — Erscheinungen, die als **Dumping**-Syndrom bekannt sind. Die Osmolarität der Flüssigkeit in der Blutbahn, dem Zwischenzellraum und dem Zellinneren wird vom Körper in einem Bereich zwischen 281 und 297 Milliosmol konstant gehalten.

Die Verträglichkeit einer aufgenommenen Nahrung nimmt in umso stärkerem Maße ab, je höher die osmotische Differenz zur Körperflüssigkeit ist. Der Grenzbereich der Verträglichkeit liegt bei etwa 1200 Milliosmol/l, also einer vierfach höheren Osmolarität als der Körperflüssigkeit entspricht. Sondennahrungen mit höherer Osmolarität werden nur noch dann vom Patienten toleriert, wenn sie in verzettelten kleinen Dosen oder kontinuierlich durch Tropfinfusion oder Perfusion in den oberen Dünndarm gegeben werden. Liegt die Ernährungssonde im Magen, so können trotz kontinuierlicher Verabreichung der Nahrung Dumpingerscheinungen und Verwertungsstörungen auftreten — einfach deshalb, weil der Pyloruskanal geschlossen bleibt und der Magen auf diese Weise langsam volläuft. Aus dieser Sicht ist die Sondenernährung besser mit einer bis in den oberen Dünndarm liegenden Sonde praktizierbar. Allerdings sinkt bei dieser Form der Nahrungszufuhr die Resorptionsquote wegen des Fortfalls der enzymatischen Spaltung der Nahrungsstoffe durch Speichel und Magensaft. Dadurch wird die Verwertbarkeit der Nährstoffe eingeschränkt (Abbildung 1) und somit die mögliche Kalorienzufuhr verringert.

Tabelle 1
Basisrezeptur einer küchentechnisch zubereiteten Sondennahrung (SEIFART)

Lebensmittel	
Vollmilch	2000 ml
Butter	125 g
Hafermehl	100 g
Eier	6
Zucker	50 g
Nährstoffgehalt	
Kohlenhydrate	860 kcal
Eiweiß	480 kcal
Fett	1850 kcal
Gesamtkalorien	3185 kcal

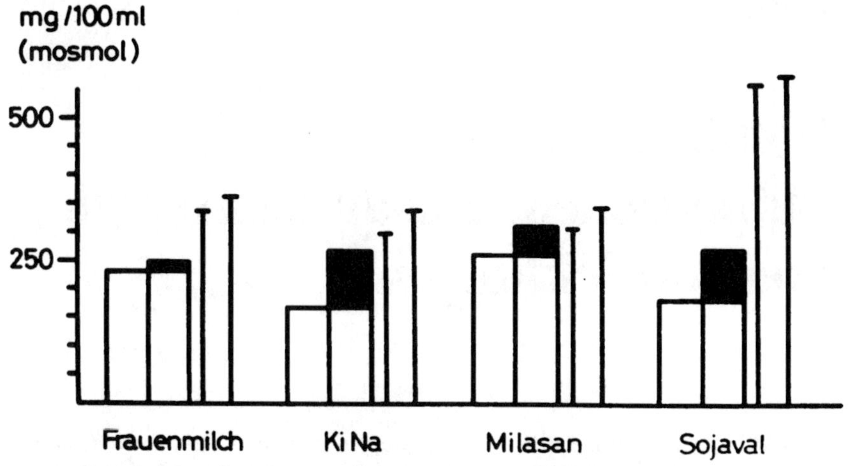

Abb. 2. Nichtprotein-Stickstoff und Osmolarität in gebräuchlichen Säuglingsnahrungen vor und nach Bebrütung (1 Stunde) mit Mezym forte

Die Osmolarität einer Sondennahrung wird bei der hochkalorischen Ernährung von Patienten zum limitierenden Faktor. Dem ist Rechnung zu tragen, wenn Sondennahrungen unter haushaltstechnischen Bedingungen hergestellt werden. Höhermolekularen Nahrungsbestandteilen ist der Vorzug zu geben vor niedrigmolekularen Nährstoffen. Beispielsweise liefert die Maltose eine etwas höhere Kalorienzahl als die gleiche Menge Glukose, hat dabei aber nur die halbe Osmolarität. Durch höhermolekulare Oligosaccharide läßt sich die gewünschte Relation (hoher Kaloriengehalt zu niedriger Osmolarität) noch weiter verbessern. Voraussetzung für die Verwendung von Di- und Oligosacchariden für die Herstellung von Sondennahrungen ist allerdings ihre ausreichende Spaltbarkeit durch die Enzyme der Darmschleimhaut. Selbst bei Darmschleimhautschädigungen ist die Maltaseaktivität und auch die Saccharaseaktivität in der Mukosa meist noch voll ausreichend, um die angebotenen Substrate zu spalten. Anders verhält es sich dagegen mit der Laktaseaktivität, die bei Darmschleimhautschäden frühzeitig und weitreichend fehlt, so daß die Verwendung von Milchzucker als Substrat für die Sondenernährung von vielen Autoren als kontraindiziert angesehen wird. Eigene Untersuchungen haben dies nur zum Teil bestätigt. Durch Laktosezusätze zur Sondennahrung gelingt unter bestimmten Voraussetzungen eine gezielte Beeinflussung der Bakterienflora des Darms. Durch die Hemmung der Fäulniskeime wird eine Verminderung der bakteriellen Ammoniakproduktion möglich — ein Effekt, der beispielsweise für Patienten mit akuten oder chronischem Leberversagen lebensrettend sein kann.

Im übrigen läßt sich die Kalorienanreicherung einer Sondennahrung ohne entsprechenden Anstieg der Osmolarität am besten durch Zusatz von Fetten erreichen. In küchentechnisch zubereiteten Sondennahrungen wird dazu meist Butterfett verwendet (Tabelle 1) und davon allerdings häufig zuviel des Guten gegeben.

An diesem Beispiel werden die Abweichungen zum geforderten optimalen Verhältnis von Eiweiß-:Fett-:Kohlenhydratkalorien von 20:30:50 besonders deutlich.

Gegen die Verwendung übermäßig fettreicher Sondennahrungen spricht die Erfahrung, daß die Fettverdauung und -resorption bei Schädigungen der Darmschleimhaut im Vergleich zur Eiweiß- und Kohlenhydratspaltung und -resorption am frühesten und intensivsten gestört ist. Besser sind für diese Zwecke sicherlich leicht resorbierbare Fette aus mittelkettigen Triglyceriden.

Sondennahrungen, die für die langfristige Ernährung von Patienten gedacht sind, müssen alle lebensnotwendigen Nahrungsbestandteile in bedarfsgerechter Form enthalten. Diese Gewähr ist für die küchentechnisch zubereiteten Nahrungen nur bedingt gegeben. Daher werden im internationalen Maßstab industriell gefertigte Sondennahrungen mit standardisiertem Gehalt an leicht aufschließbaren Eiweißen, Fetten und Kohlenhydraten sowie an Mineralien, Spurenelementen und Vitaminen angeboten. Gut bewährt haben sich in der Praxis das BIOSORBIN, das BRAUN's ORAL und auch die BERNBURGER SONDENKOST. Besonders gut verdaulich scheinen nach den vorliegenden Erfahrungen lyophilisierte gefriergetrocknete Eiweiße. z. B. auf Kalbfleischbasis, zu sein.

Neuere Entwicklungen

Alle bisher erwähnten Arten von Sondennahrungen enthalten die Hauptnährstoffe in ungespaltener Form. Sie setzen daher von Seiten des Patienten eine intakte Verdauung und Resorption voraus. Gerade diese Voraussetzung ist aber bei einer Vielzahl schwer verlaufender gastrointestinaler und konsumierender Erkrankungen nicht gegeben. So ist seit langem bekannt, daß die Fermentkonzentration in den Verdauungssäften und damit die Toleranz gegen Nahrung bei schwer verlaufenden Erkrankungen erniedrigt ist. Bekannt ist weiterhin, daß die für die Resorption verantwortlichen Darmschleimhautepithelien auf Grund ihres intensiven Regenerationsstoffwechsels durch katabole Stoffwechselprozesse wie sie bei Operationen, konsumierenden Erkrankungen, bei Zytostaticabehandlung u. a. auftreten, relativ rasch funktionelle und morphologische Störungen entwickeln. Als Folge treten Resorptionsstörungen und daraus resultierend eine zusätzliche Toleranzminderung gegen Nährstoffe auf.
Ausgehend von dieser Erkenntnis ist vor einigen Jahren die Vorbehandlung von Sondennahrung durch Bebrütung mit handelsüblichen Verdauungsenzymen eingeführt worden. Man gibt beispielsweise 0,1 g Mezym forte auf 1000 ml Sondennahrung und inkubiert die Mischung im Brutschrank für 1 Stunde bei 37 bis 38 °C. Bei dieser Vorverdauung kommt es zur teilweisen Aufspaltung der Fette, Kohlenhydrate und Eiweiße. Die Abbildung 2 zeigt als Ergebnis einer einstündigen Bebrütung handelsüblicher Säuglingsnahrungen mit Mezym forte die Zunahme an Nichtproteinstickstoff und osmolarer wirksamer Teilchen.
Führt man den Gedankengang der enzymatischen Vorverdauung der Eiweiße und Kohlenhydrate weiter, so gelangt man schließlich zu einer Sondennahrung, die nur noch aus den Endstufenprodukten der fermentativen Spaltung dieser Nährstoffe besteht. Solche Sondennahrungen, die man bedarfsgerecht durch Einwägen von Aminosäuren, von Mono- und Oligosacchariden, Mineralien, Spurenelementen und Vitaminen herstellen kann, werden als chemisch definierte Nahrungen bezeichnet. Dies bedeutet, daß hier im Gegensatz zu den herkömmlichen Nahrungen alle Inhaltsstoffe qualitativ und quantitativ ausgewiesen sind. Die Inhaltsstoffe dieser chemisch definierten Nahrungen liegen in der Bausteinstufe vor, bedürfen also keiner weiteren Aufschließung durch Verdauungsfermente und werden daher auch vollständig resorbiert. Wegen dieser „Ballaststofffreiheit" waren diese Nährstoffgemische ursprünglich für die Raumfahrt konzipiert (Kosmonautennahrung) worden, bis man ihre Bedeutung für die Diätetik verschiedener gastroenterologischer Erkrankungen erkannte. Der unter Ernährung mit chemisch definierter Nahrung „leer bleibende Darm" macht diese Form der Ernährung in der prae- und postoperativen Phase gastrointestinaler Erkrankungen besonders bedeutsam. Auch bei schweren intestinalen Allergien, Enteritis necroticans regionalis und anderen Erkrankungen werden solche chemisch definierten Nahrungen mit Erfolg angewendet. Dabei ist auch in pflegerischer Hinsicht bedeutsam, daß — bedingt durch die Ballaststofffreiheit der Nahrungen — Stuhlentleerungen im allgemeinen nur einmal pro Woche erfolgen. Diese Besonderheit kann gerade in postoperativen Phasen nutzbringend für den Heilungsverlauf sein. Die Geruchlosigkeit und Substanzarmut des Stuhls sind Vorteile, die die pflegerischen Bedingungen erheblich erleichtern.
Wir haben 1973 begonnen, eine Bausteinnahrung auf der Basis eines Caseinhydrolysates zu entwickeln, das mit essentiellen Aminosäuren supplementiert wurde. Solche Nahrungen setzen sich aus etwa 42 einzelnen Aminosäuren-, Kohlenhydrat-, Mineral- und Spurenelementbestandteilen zusammen. Sie werden durch Zusätze von Linolsäure und Polyvitaminpräparaten ergänzt. Wir konnten damit beispielsweise mehrere Säuglinge, die infolge intestinaler Allergien in einen schwer dystrophen Zustand geraten waren und bei denen alle Ernährungsversuche mit herkömmlichen Nahrungen gescheitert waren, aufziehen. Auch ein Neugeborenes mit einer subtotalen Dünndarmresektion (Dünndarmrest 17 cm) wurde fast 2 Jahre lang ausschließlich mit einer solchen Sondennahrung ernährt und zu einem normalen Gewichts- und Längenwachstum gebracht, wobei auch die geistige Entwicklung normal verlief. Diese Nahrung hat der VEB Berlin-Chemie unter dem Namen BERLAMIN in den Handel gebracht. Sie eröffnet neue Indikationsfelder für die Sondenernährung, die früher ausschließlich der parenteralen Ernährung vorbehalten waren.

Literaturhinweise

[1] Bunte, H.: Möglichkeiten der künstlichen Ernährung; Chirurg **43** (1972) 397—404
[2] Seifart, W.: Parenterale Ernährung in der Praxis; VEB Verlag Volk und Gesundheit, Berlin 1975

Prof. Dr. W. Heine
Kinderklinik des Bereiches Medizin
Wilhelm-Pieck-Universität Rostock

Interessantes über Tintenfische

Tintenfische gehören zu den Weichtieren. Sie sind für den Laien etwas „geheimnisvoll", wohl bedingt durch den Tintenbeutel und ihren eigenartigen Körperbau. Tintenfische ernähren sich meist von Krebsen, Schnecken, Muscheln und Fischen, manche Arten leben auch von Plankton. Da sie kräftige Kiefer haben, können sie Schnecken und Muscheln wie Nüsse knacken.
Das Gewebe der Tintenfische wird als nahrhaft und gesundheitlich wertvoll bezeichnet. Das getrocknete Körpergewebe enthält durchschnittlich 81% Eiweiß, 6% Fett, bis zu 1,4% Glykogen und 10% Mineralstoffe. Außerdem wurden B-Vitamine und Vitamin C nachgewiesen.
Aus den Muskelteilen des Kopfes, des Rumpfes und der Arme können Trokkenerzeugnisse, gesalzene Produkte und schmackhafte Konserven hergestellt werden.
In Japan und der VR China ißt man Tintenfische roh, getrocknet, mariniert, gebacken und gebraten. Man verzehrt auch die Augen und die Saugnäpfe. Auf der italienischen Insel Ischia (bei Neapel) schneidet man die Tintenfische in Scheiben und legt sie in die Suppe. In Barcelona kann man in jedem einschlägigen Geschäft in Teig gebackene Ringe aus Tintenfisch kaufen.
Übrigens: die Kopfarme des Riesentintenfischs können 16 m lang werden. (Quelle: Gaben des Meeres).

H. Dähne, S. Franke und H.-P. Pietsch

Vitamin-C-Gehalt von im Handel befindlichen Obst- und Gemüseerzeugnissen

II. Mitteilung

Während in der ersten Mitteilung*) über die Untersuchungen von gefrostetem Gemüse berichtet wurde, behandelt diese Mitteilung sterilisierte Gemüseerzeugnisse in Dosen, Gläsern oder Flaschen.
Es wurden
208 Proben Gemüse (ungemischt)
92 Proben Mischgemüse und -salate
3 Proben Gemüsesäfte
5 Proben Tomaten-Ketchup sowie je
1 Probe Gemüsesuppe und -paste
untersucht.
In Tabelle 1 werden unsere Untersuchungsergebnisse (Spalte 2) mit den von Souci-Fachmann-Kraut [1] veröffentlichten Werten (Spalte 3) verglichen. Dabei geben in Spalte 3 die unter a) angeführten Werte den Vitamin-C-Gehalt von frischem Gemüse an, während die Werte unter b) den Vitamin-C-Gehalt von industriell verarbeitetem Gemüse darstellen.
Tabelle 2 bringt Ergebnisse von untersuchten Gemüseerzeugnissen, für welche in den o. a. Nahrungstabellen keine Werte aufgeführt sind. Bei dem Import-Gemüsesalat handelt es sich um einen sauren Salat, der reichlich Gemüse-Paprika enthält.
In Tabelle 3 sind Ergebnisse von 28 verschiedenen Proben Rotkohl-Konserven unterschiedlicher Herstellung und Lagerzeiten angeführt. Aus dieser Tabelle ist ersichtlich, daß das Alter einer Konserve im Prinzip nichts über ihren Vitamin-C-Gehalt aussagt.
Sofern bei Rotkohl in Gläsern an der Oberfläche keine Grauverfärbung auf beginnenden Verderb hindeutete (Vitamin-C-Gehalt < 1 mg), dürften Mängel bei der industriellen Verarbeitung vorwiegend die Ursache für niedrige Vitamin-C-Gehalte sein, weniger andere Faktoren wie z. B. Sorte, Anbaugebiet oder Lagerbedingungen der fertigen Konserven. So konnten wir erst kürzlich feststellen, daß der Askorbinsäuregehalt einer Spinatprobe vom Feld, der 67 mg% betrug, während der industriellen Verarbeitung auf 1 mg% absank. Dabei trat nachweislich der

* Ernährungsforschung **21** (1976) 1, S. 19

Tabelle 1
Vitamin-C-Gehalt von Gemüseerzeugnissen

Spalte	1	2	3	4
Art der Proben	Zahl der untersuchten Proben	Durchschnittl. Vit.-C-Gehalt in mg% (analytisch gefunden)	Durchschnittl. Vit.-C-Gehalt in mg, bezogen auf a) 100 g eßbaren Anteil von Frischgemüse b) 100 g zubereit. Gemüse (nach Tab. [1])	Durchschnittl. Vit.-C-Gehalt der untersuchten Proben (Spalte 2) in % bezogen auf Spalte 3
Blatt- und Sproßgemüse				
Spinat in Gläsern o. Dosen	21	19 (0—33)	a) 47 (20—70)	40
			b) 14 (13—14)	136
Blumenkohl in Gläsern o. Dosen	4	12 (6—20)	a) 69,8 (65—73)	17
			b) —	—
Blumenkohl, säuerlich gewürzt	1	17	a) 69,8 (65—73)	24
			b) —	—
Rosenkohl in Gläsern	22	38 (21—56)	a) 104 (66—196)	36
			b) —	—
Rotkohl in Gläsern o. Dosen	28	7 (0—24)	a) 50 (40—72)	14
			b) —	—
Weißkohl in Gläsern	3	0 (0—1)	a) 45,8 (30—60)	0
			b) —	—
Sauerkraut in Gläsern	14	9 (1—19)	a) 20 (10—38)*	45
			b) —	—
Wirsingkohl in Gläsern	1	3	a) 45 (40—50)	7
			b) —	—
Wurzel- und Knollengemüse				
Möhren in Gläsern o. Dosen	13	3 (0—12)	a) 5,7 (5—6)	53
			b) 2,5 (2—3)	120
Möhrensaft in Flaschen	1	2	a) 5,7 (5—6)	35
			b) 3,78 (1,7—5,6)	53
Rote Beete in Gläsern	21	8 (0—16)	a) 10 (8—13)	80
			b) —	—
Rote Beete Gemüsesaft	1	18	a) 10 (8—10)	180
			b) 2,9	620

[Fortsetzung Tabelle 1]

Spalte	1	2	3	4
Art der Proben	Zahl der untersuchten Proben	Durchschnittl. Vit.-C-Gehalt in mg% (analytisch gefunden)	Durchschnittl. Vit.-C-Gehalt in mg, bezogen auf a) 100 g eßbaren Anteil von Frischgemüse b) 100 g zubereit. Gemüse (nach Tab. [1])	Durchschnittl. Vit.-C-Gehalt der untersuchten Proben (Spalte 2) in % bezogen auf Spalte 3
Sellerie in Scheiben, gewürzt	12	2 (0—5)	a) 8,25 (7—11) b) —	24 —
Selleriegemüsesaft	1	17	a) 8,25 (8—10) b) —	206 —
Fruchtgemüse				
Junge Brechbohnen in Dosen oder Gläsern	19	5 (3—7)	a) 19,5 (10—30) b) 4,3 (2—8)	26 116
Grüne Bohnen in Essig	1	0	a) 19,5 (10—30) b) —	0
Grüne Erbsen in Dosen o. Gläsern	28	11 (2—17)	a) 25,5 (15—30,7) b) 9 (8—10)	43 122
Gurkenscheiben in Gläsern	3	1 (0—1)	a) 2—12 µg b) —	— —
Sterilisierte Gewürzgurken	1	7	a) 2—12 µg b) —	— —
Gurkensalat in Gläsern	8	2 (0—4)	a) 2—12 µg** b) 12 µg	— 100
Tomatenpaprika in Gläsern	3	72 (58—96)	a) 139 (91—200)*** b) —	52 —
Natur-Letscho	1	39	a) 139 (91—200)*** b) —	28 —
Paprika-Salat in Gläsern	9	69 (2—123)	a) 139 (91—200)*** b) —	50 —
Bulg. Piperoni in Gläsern	1	45	a) 139 (91—200) b) —	32 —
Pritamin-Paprikapaste	1	257	a) 139 (91—200) b) —	185 —
Rote Tomaten, gewürzt	4	9 (6—10)	a) 42,2 (20—28,8) b) 16,5 (16—17)	21 55
Tomaten-Ketchup	5	9 (4—24)	a) 42,2 (20—28,8) b) 11	21 82
Tomatencremesuppe in Dosen	1	2	a) 42,2 (20—28,8) b) —	— —
Tomatensaft	18	6 (1—17)	a) 42,2 (20—28,8) b) 16	14 38
Erbsen mit Möhren in Gläsern o. Dosen	10	3 (1—6)	a) — b) 0,9 (0—5,1)	— 333

*: Sauerkraut, frisch; **: Gurken, milchsauer; ***: Paprikafrüchte (Schoten)

Tabelle 2
Vitamin-C-Gehalt in weiteren Gemüseerzeugnissen

Art der Proben	Zahl der untersuchten Proben	Durchschnittl. Vit.-C-Gehalt in mg %
Mischgemüse (Möhren, Erbsen, Blumenkohl)	41	3 (0—9)
Mischgemüse in Essig	5	1 (0—1)
Gemüsesalat (Import)	6	16 (3—24)
Gemüsesalat (Inland)	7	2 (0—8)
Delikateß-Möhrensalat	10	1 (0—1)
Kartoffelsalat „im Nu"	6	1 (1—1)
Rhabarber in Stücken	5	2 (1—3)
Kürbiskompott, süßsauer	2	1 (0—1)

größte Vitamin-C-Verlust während der Heißwäsche und dem Blanchieren ein, während bei der vorhergehenden Kaltwäsche keine Verluste zu verzeichnen waren.

In Tabelle 4 werden die Vitamin-C-Gehalte von gefrosteten Gemüseerzeug-

Tabelle 3
Vitamin-C-Gehalt von Konserven: Rotkohl

Herstellungs-Datum	Untersuchungs-Datum	Vitamin-C-Gehalt in mg %
12. 72	Januar 74	20
21. 10. 72	Januar 74	6
IV/73	Februar 74	10
29. 11. 73	März 74	3
10. 72	April 74	15
25. 11. 73	April 74	6
11. 72	April 74	5
19. 11. 73	April 74	8
14. 11. 72	April 74	6
12. 72*	April 74	9
12. 72*	April 74	12
10. 72	April 74	24
10. 10. 72 o. 73	April 74	17
12. 73	Mai 74	3
IV/73	Mai 74	19
9. 10. 72	Mai 74	5
11. 73	Juni 74	4
1. 73	Juni 74	4
1974	Juni 74	5
11. 72	Juli 74	4
unbekannt	Juli 74	2
11. 12. 73	Juli 74	3
9. 72	Juli 74	2
22. 11. 73	August 74	3
22. 11. 73	August 74	4
2. 73	August 74	4
11. 72	August 74	0
28. 11. 73	August 74	0

* in Weißblechdosen

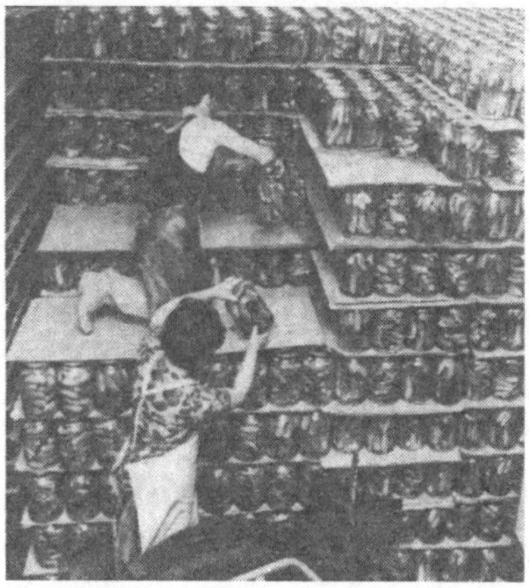

So sieht es in den Lübbenauer Gurkeneinlegereien aus: Hunderte Tonnen Gurken werden hier zu delikaten Gewürz- oder Senfgurken sowie zu sauren Gurken veredelt.

nissen denen von Konserven gleicher Art gegenübergestellt. Hier fällt auf, daß gefrosteten Hülsenfrüchten und Rosenkohl eindeutig gegenüber Konserven der Vorzug zu geben ist, während die Verhältnisse bei Gemüsesalat gerade umgekehrt liegen.

Tabelle 4
Vitamin-C-Mittelwerte in Feinfrostgemüse und Konserven in mg%

Spalte	1	2	3
Art der Probe	gefrostet	Konserve	Tabellenwert [1]
Spinat	12	18	47
Blumenkohl	13	12	69
Rosenkohl	66	38	104
Junge Brechbohnen	12	5	19
Grüne Erbsen	22	11	25,5
Speisemöhren mit Erbsen	2	3	—
Mischgemüse mit Blumenkohl	5	3	—
Gemüsesalat	1	16	—
Suppengemüse	10	—	—
Petersilie	4	—	—
Rote Tomaten	14	9	42,2
Gurken in Scheiben	0	1	max. 12 µg
Grüne Paprikaschoten	80	—	139
Natur-Letscho	—	39	—
Tomatenpaprika	—	72	—
Paprikasalat	—	69	—

Die bei Spinat gefundenen Werte stehen im Gegensatz zu den bisher veröffentlichten [1].

Wie bereits angedeutet, kann bei der industriellen Spinatherstellung der größte Teil der Askorbinsäure beim Heißwaschen und Blanchieren — je nach Intensität dieser Arbeitsvorgänge — verlorengehen.

Die gleiche Ursache dürfte auch dem geringen Vitamin-C-Gehalt von gefrosteter Petersilie zugrunde liegen.

Nach Muskat [2] kann auch mehr als 60% Vitamin-C-Verlust nach 10 Stunden Transport auftreten.

Literaturhinweise

[1] Souci-Fachmann-Kraut: Die Zusammensetzung der Lebensmittel; Nährwerttabellen; Wissenschaftliche Verlagsgesellschaft mbH; Stuttgart 1973

[2] Muskat, E.: Nährwertverluste bei der Zubereitung in der Großküche; Mitteilungsblatt GDCh-Fachgruppe Lebensmittelchemie und gerichtliche Chemie **29** (1975) 11

Dr. H. Dähne
Dr. S. Franke
Dr. H.-P. Pietsch
Hygiene-Institut des Bezirkes Dresden

Milchwirtschaft in der DDR

Aus Anlaß der wissenschaftlich-technischen Fachtagung „Intensivierung der Milchwirtschaft" (27. und 28. Oktober 1976 in Rostock-Warnemünde) in Auswertung des IX. Parteitages der SED fand am 26. Oktober ein Pressegespräch statt:

Für die Werktätigen der Verarbeitungsbetriebe der Milchindustrie ergibt sich aus der Direktive des IX. Parteitages der SED zum Fünfjahrplan 1976 bis 1980 die Verpflichtung, den Rohstoff Milch besser zu nutzen, die Produktion von Hart- und Schnittkäsesorten sowie von Sauermilch- und Milchmischgetränken zu erweitern.

1975 wurden in der DDR 8095 kt Milch auf der Basis eines Fettgehaltes von 3,5% produziert. Die Milchleistung je Kuh betrug 3803 kg, die Milchanlieferung an die Molkereien 7657 kt. Mehr als 95% dieser Milchmenge werden gegenwärtig in etwa 3500 sozialistischen Landwirtschaftsbetrieben erzeugt.

Besondere Beachtung wird in Zukunft der Qualität der Rohmilch geschenkt, da sie zur Erzeugung qualitativ hochwertiger Produkte für die Ernährung der Bevölkerung von großer Bedeutung ist (ab 1. 1. 1977 traten die neuen Festlegungen des DDR-Standards 8064 „Rohmilch" in Kraft).

Folgende Fakten sind von besonderem Interesse:

- Die Transportkosten je t Rohmilch von 28,68 M im Jahre 1971 konnten 1976 auf 19,06 M gesenkt werden (Erweiterung produktiver Transportverfahren mit Spezialmilchtankfahrzeugen mit Annahmeeinrichtung)
- Die Milchindustrie umfaßt z. Z. 405 Produktionsstätten mit 25237 Beschäftigten, darunter 14500 Frauen
- Die industrielle Warenproduktion zu Industrieabgabepreisen betrug 1975 7,2 Milliarden M, der Bruttowert der eingesetzten Grundmittel je Beschäftigten der Milchindustrie etwa 80000,— M. Die Arbeitsproduktivität auf der Basis Eigenleistung erhöhte sich seit 1970 auf 137%
- Im Zeitraum 1971—1975 erhöhte sich die Produktion bei Trinkmilcherzeugnissen auf 107,6%, bei Butter auf 126,4%, bei Fettkäse auf 134,4% und bei Milchpulver auf 176,5% (davon für die Tierfütterung auf 225,6%)
- In den letzten Jahren wurden insbesondere mehr fettarme und eiweißreiche Produkte, wie Milchmisch- und Sauermilchgetränke, Käseerzeugnisse und kalorienreduzierte Butter zum Verbrauch bereitgestellt. Einhergehend mit der stetigen Produktionserhöhung bei fast allen traditionellen Käsesorten wurden neue Erzeugnisse in die Produktion überführt, u. a. Emmentaler, Baby-Edamer, Vollrahmfrischkäse mit verschiedenen Zusätzen, verschiedene Käsespezialitäten und Frischkäsezubereitungen
- Durch die Erweiterung der Produktion von Milchmischgetränken in verschiedenen Geschmacksrichtungen konnten insbesondere die Versorgung der Schüler mit Milch sowie die Arbeiterversorgung in den Betrieben erheblich verbessert werden
- Zur Zeit tragen 20 Erzeugnisse der Milchindustrie das Gütezeichen „Q". Auf der „agra 76" erhielten 11 Exponate eine Goldmedaille.

[-fb-]

Gute Ergebnisse — große Aufgaben — weitgesteckte Ziele

7. Mitgliederversammlung des Warenzeichenverbandes „Diätetische Erzeugnisse der DDR“

Die Mitgliederversammlung fand am 1. und 2. Oktober 1976 in Alt-Töplitz bei Potsdam statt. Im Mittelpunkt der Vorträge und Beratungen standen die Aufgaben des Verbandes in Auswertung des IX. Parteitages der SED.

Ergebnisse seit der letzten Mitgliederversammlung (Eisenach 1975)

- Die großen Anstrengungen der Mitgliedsbetriebe bei der Verbesserung der Versorgung zeichnen sich besonders in einer hohen Erzeugnisqualität aus. 8 Mitgliedsbetriebe erhielten für einzelne Lebensmittel das Gütezeichen „Q“. Weitere Verbraucherwünsche wurden durch die Entwicklung eines Sortiments alkoholfreier Getränke für Diabetiker in hoher Qualität sowie die Herstellung einer kalorienreduzierten Kondensmilch erfüllt.
- 118 Lebensmittel, die das Warenzeichen ON® tragen, werden in 42 Mitgliedsbetrieben produziert (54 Lebensmittel für Diabetiker, 35 für Säuglinge und Kleinkinder, 29 kalorienreduzierte Lebensmittel).
- Der Schwerpunkt bei der Koordinierung des Forschungsvorlaufs bestand in Maßnahmen zur Einsparung von Zucker und Fett. Auf Initiative des Verbandes wurde durch Betriebe der VVB Pharmazeutische Industrie das kalorienfreie Süßungsmittel „Zückli®-sol“ entwickelt. Von der obst- und gemüseverarbeitenden Industrie wurden 900 t kalorienreduzierter Limonadensirup produziert. Durch die Stabilisierung der Qualität des Stärke-Hydrolysen-Produktes SHP ist eine Testproduktion von kalorienreduziertem Tortencreme ermöglicht worden. Auch die Herstellung einer Mayonnaise mit 24% Fettgehalt in Kleinabpackungen und zur Weiterverarbeitung für Feinmarinaden und Fleischsalate wurde gewährleistet. Das Sortiment des VEB Halberstädter Fleisch- und Wurstwarenwerke wurde durch 3 neue kalorienreduzierte Wurstkonserven erweitert.
- Die Mitglieder des Warenzeichenverbandes hatten einen wesentlichen Anteil an der erfolgreichen Durchführung der „Woche der gesunden Ernährung“.
- Unter Mitwirkung des Verbandes wurde für Fachverkäufer die Spezialisierungsrichtung Warenverkauf „Diätetische Lebensmittel“ aufgenommen.

Zukünftige Aufgaben

Bei der weiteren Entwicklung des Warenzeichenverbandes stehen zwei Komplexe im Mittelpunkt:

1. Mitwirkung bei der Sicherung einer kontinuierlichen und stabilen Versorgung mit Lebensmitteln, die eine gesunde Ernährung fördern.

Es sind stabile Lösungen in der Versorgung der diätbedürftigen Bürger, insbesondere der Diabetiker, zu schaffen sowie Lösungen zur Sicherung einer sortiments- und bedarfsgerechten Versorgung besonders in Industriezentren, auf dem Lande und für die Gesellschaftliche Speisenwirtschaft zu finden. Eine hohe Qualität der Lebensmittel ist dabei entscheidend. Das vorhandene Lebensmittelsortiment ist entsprechend neuesten wissenschaftlichen Erkenntnissen auf der Basis von Sortimentskonzeptionen ständig zu optimieren. Ernährungsaufklärung und Lebensmittelangebot sind zu einer Einheit zu gestalten.

- Um die umfangreichen Aufgaben auf dem Gebiet der gesunden Ernährung erfüllen zu können, ist das persönliche Engagement jedes Mitglieds des Verbandes erforderlich.
- Stabilität in der Versorgung und ein ernährungsbewußtes Verhalten sind durch ein koordiniertes Vorgehen aller Kooperationspartner sowohl der Produktion, des Groß- und Einzelhandels, der gesellschaftlichen Organisationen als auch der Organe des Gesundheitswesens in den einzelnen Versorgungsterritorien zu sichern. Die bereits erreichten Erfolge im Bezirk Cottbus müssen verallgemeinert werden.
- Bei der immer engeren Verflechtung der sozialistischen Landwirtschaft mit den Betrieben der Verarbeitungsindustrie und des Handels zu Agrar-Industrie-Komplexen müssen die Probleme der gesunden Ernährung (Struktur des Warenfonds, verstärkte Produktion kalorienreduzierter Lebensmittel, schneller Warenumschlag, gezielte Verbraucheraufklärung) beachtet werden.
- Die Versorgung der Diabetiker muß im Niveau (insbesondere in der Qualität) dem allgemeinen WtB-Sortiment angeglichen werden.
- Aufbauend auf den Erfahrungen in der Diabetikerversorgung ist ein spezielles Sortiment für Patienten mit Fettstoffwechselstörungen, für zöliakiekranke Kinder und Nierenkranke zu schaffen.
- Für alle Lebensmittel besteht die Forderung, ihre Inhaltsstoffe ausreichend zu kennzeichnen, um diätbedürftigen Bürgern die Zusammenstellung ihrer Diät zu erleichtern.
- Wichtig ist die allgemeine Aufklärung über eine vernünftige Ernährung. Dabei sind folgende Schwerpunkte zu beachten:
  - Die produktgebundene Aufklärung mittels Verpackung und Warenpräsentation im Groß- und Einzelhandel.
  - Die produktbezogene Information mittels Veröffentlichungen in Presse, Rundfunk, Fernsehen und Film.
  - Die intensive Marktvorbereitung zur Einführung neuer Lebensmittel.

2. Mitwirkung bei der Beschleunigung des wissenschaftlich-technischen Vorlaufs, insbesondere die Einflußnahme auf die Bildung der Kooperationskette Wissenschaft — Produktion — Handel zur schnelleren Überführung der Forschungsergebnisse in die Praxis.

Im Mittelpunkt muß dabei die Erarbeitung von Vorschlägen für eine rationelle Nutzung einheimischer Rohstoffe stehen. Die neue Qualität der wissenschaftlichen Arbeit erfordert mit den Forschungseinrichtungen abgestimmte Konzeptionen, die von den Erfordernissen der Praxis ausgehen und den volkswirtschaftlichen Gegebenheiten voll Rechnung tragen.

- Das objektive Erfordernis, ständig neue wissenschaftlich-technische Erkenntnisse für die Sicherung der gesunden Ernährung der Bevölkerung zu gewinnen, verlangt von den Wissenschaftlern, die theoretische Arbeit zur Schaffung des notwendigen Erkenntnisvorlaufs zu intensivieren sowie die Überleitungszeit wissenschaftlicher Erkenntnisse in die Produktion zu verkürzen.
- Zur Erfüllung der Aufgaben in der Kooperationskette zwischen Wissenschaft, Produktion und Handel

müssen wir aktiv Einfluß nehmen auf die Entwicklung von Lebensmitteln mit hoher Konsumreife, hohem ernährungsphysiologischen Wert, Preisgünstigkeit und in attraktiver Verpackung.

— Die koordinierende Tätigkeit des Verbandes muß auf eine zielgerichtete Rationalisierung, besonders bei Verwendung eigener landwirtschaftlicher und industrieller Rohstoffe, ausgerichtet werden.

Grundsätzliche Aufgaben

Für den Warenzeichenverband bestehen folgende grundsätzliche Aufgaben:

- Die vom Verband langfristig entwickelte Grundlinie der gesunden Ernährung muß in die volkswirtschaftliche Gesamtaufgabenstellung eingeordnet werden und mit ihr voll übereinstimmen.
- Es ist davon auszugehen, daß die Lebensmittel, die die gesunde Ernährung fördern und die Lebensmittel für die Diätetik (z. B. Diabetiker-Lebensmittel) kein besonderes Warensortiment darstellen, sondern zu den Waren des täglichen Bedarfs gehören.
- Die noch vorhandenen Niveauunterschiede in der Versorgung zwischen Stadt und Land mit diätetischen Lebensmitteln sowie Erzeugnissen für die gesunde Ernährung müssen schnellstens abgebaut werden.
- An die Verkaufspolitik des Groß- und Einzelhandels, insbesondere an die Arbeit der Einkaufs- und Informationszentren des Großhandels und an die Gestaltung des Warenangebots in den Einzelhandelseinrichtungen, werden höhere Anforderungen gestellt.
- Der zu erwartende steigende Umsatz an Nahrungs- und Genußmitteln erfordert von den Mitgliedern des Verbandes eine gezielte Produktforschung und -entwicklung zur Verbesserung des Angebots kalorienreduzierter Lebensmittel. Unter Wahrung der Einheit von Warenangebot und Ernährungsaufklärung muß es das Ziel unserer Arbeit sein, die kalorische Überernährung weiter abzubauen.
- Bei der weiteren Koordinierung der Produktentwicklung ist es entscheidend, Lösungen für eine rationelle und ökonomische Nutzung insbesondere einheimischer Rohstoffe für die Produktion qualitativ und ernährungsphysiologisch hochwertiger Lebensmittel zu finden. Für die Mitglieder des Verbandes ergibt sich die Aufgabe, die Effektivität im kooperativen Zusammenwirken zwischen den einzelnen Volkswirtschaftsbereichen, der Forschung, Entwicklung und Produktion durch eine gezielte Koordinierungstätigkeit zu erhöhen.

Das Beispiel Chile

Nahrungsmittel als US-Machtfaktor

Bereits in Heft 1/1977 dieser Zeitschrift berichteten wir ausführlich über die Studie des North American Congress on Latin America, in der die Weizenstrategie der US-Außenpolitik einer nachhaltigen Kritik unterzogen wurde. Zeitungen und Zeitschriften in der BRD konnten nicht umhin, auf diese Arbeit mit ihren zahlreichen Fakten einzugehen, und ein so renommierter Verlag wie der Rowohlt-Verlag brachte die Studie unter dem Titel „Weizen als Waffe" sogar in Buchform heraus, um eine breite Öffentlichkeit zu erreichen.

Ein besonderes Kapitel dieser Studie ist Chile unter dem unvergessenen Präsidenten Salvador Allende gewidmet, ein Kapitel, das klar und deutlich aufzeigt, wie die USA systematisch auf den Sturz der fortschrittlichen Kräfte hingearbeitet haben.

Im Rahmen der „US-Wirtschaftshilfe" für Chile diente das bereits im ersten Beitrag ausführlich beschriebene Gesetz PL 480 als — wie es in der Studie heißt — „Zapfhahn für das Ab- oder Anstellen". „Ab" für die Fortschrittliche Regierung Allendes und nach dem Putsch sofort ein „An" für die Militärdiktatur unter Pinochet.

Wörtlich heißt es weiter: „Als Teil der von Außenminister Kissinger gegen die Regierung Allende gesteuerten Wirtschaftsblockade wurden die Nahrungsmittelkredite für Chile nach Abschnitt I des Gesetzes PL 480 ausgesetzt. Indem kleinere Schenkungsprogramme nach Abschnitt II auch weiterhin von Wohltätigkeitsverbänden wahrgenommen wurden, blieb die US-Strategie erhalten, wonach eine unauffällige, nicht amtliche Präsenz in Chile zu wahren sei..."

So spielten Nahrungsmittel eine deutliche Rolle bei der Unterhöhlung der chilenischen Wirtschaft durch die USA, zumal die Regierung Allende zunehmend auf Lebensmitteleinfuhren angewiesen war, da die rechtsgerichteten Grundbesitzer bekanntlich damals dazu übergingen, die landwirtschaftliche Produktion zu sabotieren. Andererseits wuchs aber unter der Regierung Allendes die Kaufkraft der Arbeiter, was sich nicht zuletzt auf die erforderlichen Einfuhren an Nahrungsmitteln auswirkte.

Sie stiegen 1971 auf 261 Millionen Dollar an und erreichten 1972 die Höhe von 383 Millionen Dollar, als die USA fast spontan die „inneren Unruhen" (durch die Grundbesitzer, Fahrzeug- und Transportunternehmen geschürt) unterstützten, indem sie jegliche Kreditmöglichkeiten blockierten und dabei auf ihre „Freunde in der freien Welt einen erheblichen Einfluß ausübten, sich der amerikanischen Haltung anzuschließen". Als durch die Lebensmittelverknappung eine gewisse Unzufriedenheit Raum gewann, waren es von den USA gesteuerte Massenmedien, die noch Öl in das Feuer gossen.

Die Schikanen der USA erreichten im Sommer 1973 ihren Höhepunkt, als sie — laut Studie — „kurz vor dem Umsturz eine Anfrage der Regierung Allende, US-Weizen gegen Barzahlung zu kaufen, unter dem Hinweis auf ‚eine politische Entscheidung des Weißen Hauses' ablehnten".

Bereits wenige Tage nach der Ermordung Präsident Allendes kam mit der diplomatischen Anerkennung der neuen „Regierung" das Hilfsangebot auf wirtschaftlichem und militärischem Gebiet. Mit einer breit angelegten Propagandawelle begrüßte Pinochet die Hilfe aus den USA. Diese stützte sich — jetzt ohne Einschränkungen — einmal mehr auf das berüchtigte Gesetz 480. Nur daß es diesmal ein Goldesel war: Nach dem Gesetz und seinen Abschnitten hätte sich die Höhe einer Kredithilfe zum Aufkauf von Nahrungsmitteln bei Chile auf 26 Millionen Dollar beziffern dürfen. Durch eine überaus geschickte Manipulation erhielt aber Chile von den 50 Millionen Dollar, die für ganz Südamerika vorgesehen waren, sofort

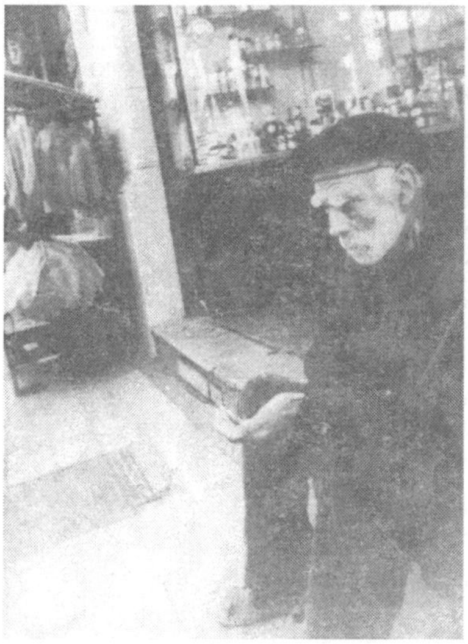

Eine der neuesten Aufnahmen aus Chile, die um die Welt ging, denn sie spiegelt die derzeitigen Verhältnisse drastisch wider: Um sich notwendige Lebensmittel kaufen zu können, muß dieser alte Chilene in Santiago de Chile um Almosen betteln. Das Fehlen wirksamer sozialer Unterstützungen und die miserable Wirtschafts- und Sozialpolitik der Militär-Junta hat Hunderttausende Chilenen in die gleiche oder eine ähnliche Situation getrieben.

35 Millionen Dollar als Barzahlung. Dann lancierte man ursprünglich für propagandistische Wirtschaftshilfen vorgesehene Getreidesendungen (bestimmt für inzwischen verlorengegangene US-amerikanische Interessengebiete — zum Beispiel Süd-Vietnam) in einen neuen Kurs. Der zeigte nach Süden, nach Chile.

So „lieferten die USA zur Etablierung der neuen Machthaber in Santiago für nahezu 65 Millionen Dollar Lebensmittel", ohne allerdings zu vergessen, den „Partner", also die Pinochet-Junta, zur Kasse zu bitten.

„Chiles Überleben ist für uns wichtig", äußerte Kissinger und meinte mit Chile Pinochet und seine Generäle. Deshalb ist auch die Rückzahlungsrate zur Zeit noch niedrig gehalten, gibt man manche neue Dollarspritze in den schmalen Finanzhaushalt der Machthaber — allerdings mit der Weisung, den größeren Teil der Kreditsumme für den Einkauf von Waffen und anderem Kriegsmaterial zu verwenden.

Die wenigen Lebensmittel schaffen aber für das chilenische Volk keine Erleichterung, denn die Kaufkraft des chilenischen Arbeiters ist durch eine Inflationsrate von nahezu 600 Prozent ausgehöhlt . . . [-rb-]

TAGUNGSBERICHTE

1. wissenschaftliches Symposium „Leitungs- und Kontrollsystem der gesunden Ernährung", Zalaegerszeg/Ungarische VR, 8.—10. 9. 1976

Das Ziel der Tagung bestand darin, Wege und Möglichkeiten aufzuzeigen, wie die gesunde Ernährung sowie der Schutz des Verbrauchers durch ein effektiveres Leitungs- und Kontrollsystem durchgesetzt werden können. Diese Zielstellung ergab sich aus der gegenwärtigen Ernährungssituation in der UVR, aus den Mängeln in den Leitungs- und Kontrollstrukturen und aus den Beschlüssen des XI. Parteitages der USAP, die staatliche Leitung, Planung und Kontrolle als Instrument der weiteren Entwicklung verstärkt einzusetzen.

Die Ernährungssituation in der UVR ist der in der DDR sehr ähnlich. Der Bevölkerung Ungarns steht ein reichhaltiges, hygienisch einwandfreies Lebensmittelsortiment zur Verfügung. Der Prokopfverbrauch bei Brotgetreide und Kartoffeln nimmt seit Jahren ab. Der Verbrauch an Milch und -produkten stagniert seit Jahren, der an Fett, Fleisch, Eiern, Obst und Gemüse nimmt ständig zu. In den letzten 30 Jahren stieg der Zuckerverbrauch auf das Dreifache. Der tägliche Kalorienverbrauch pro Person liegt im Durchschnitt der Gesamtbevölkerung mit etwa 3200 kcal um 500 kcal über dem empfohlenen Richtsatz. In den letzten 30 Jahren wurde aus „dem Land der 3 Millionen Armen ein Land der 3 Millionen Dikken", d. h. zirka 30% der Bevölkerung sind übergewichtig.

Die Auswirkungen der Fehlernährungstendenzen (kalorische Überernährung, Fettüberernährung, Zunahme der „leeren" Kalorien aus Alkohol und Zucker) auf den Gesundheitszustand der Bevölkerung sind nicht zu übersehen. So liegt z. B. die Zahl der erfaßten Zuckerkranken in Ungarn bei 2,5%, und es ist damit zu rechnen, daß in zirka 10 Jahren jeder 20. Bürger Diabetiker sein wird. Die richtige Ernährung rückte dadurch in den Mittelpunkt des Interesses.

Leitung und Kontrolle müssen die gesunde Ernährung fördern. Sie muß gemäß der anstehenden Ernährungsprobleme zeitgemäßer, durch Auswahl der wichtigsten Kontrollparameter schnell wirksam werden. Die vorrangigsten Aufgaben sind die Leitung und Kontrolle der Volksernährung und der Gemeinschaftsverpflegung. In der Gemeinschaftsverpflegung soll nach Festlegungen der USAP insbesondere die Arbeiterversorgung und die Schulspeisung verbessert und die Teilnehmerquote erhöht werden.

Für die gesundheitsrelevanten Belange von Nahrung und Ernährung sind in der UVR vor allem das Ministerium für Gesundheitswesen, das Landesinstitut für Nahrung und Ernährung und die Bezirks-Hygiene-Institute verantwortlich. Die Zusammenarbeit dieser Institutionen nach einer abgestimmten und gut funktionierenden Konzeption auf dem Gebiet der Leitung und Kontrolle zur Sicherung und Durchsetzung einer gesunden Ernährung waren die Hauptpunkte der Diskussion. Sie wird in Ungarn dadurch begünstigt, daß das Landesinstitut für Nahrung und Ernährung dem Ministerium für Gesundheitswesen unterstellt ist und die ebenfalls dem Gesundheitswesen angegliederten Bezirks-Hygiene-Institute ihre fachliche Anleitung bezüglich der gesundheitsrelevanten Belange von Nahrung und Ernährung vom Landesinstitut für Nahrung und Ernährung erhalten.

Zur Erhöhung der Effektivität in der Leitung und Kontrolle der gesunden Ernährung wurde ein beachtlicher Vorschlag von RODLER unterbreitet:

Nach seiner Ansicht sollten die Untersuchungsparameter und -methoden vereinheitlicht so ausgewählt und erfaßt werden, daß sie anschließend mittels EDV verarbeitet und gespeichert werden können. Das würde die Arbeit nicht nur auf Bezirksebene erleichtern, sondern die Untersuchungsergebnisse der einzelnen Bezirks-Hygiene-Institute könnten nach zentraler Aufbereitung auf Landesebene für die Ernährungspolitik nutzbar gemacht werden. Das setzt nach seiner Ansicht voraus, daß sich in den Bezirks-Hygiene-Instituten

eine gute Zusammenarbeit von Ärzten, Ernährungswissenschaftlern, Ökonomen, Mathematikern, Technologen usw. herausbildet.
Große Bedeutung wird der Ernährungsaufklärung und -propaganda gewidmet. Die in der letzten Zeit erschienenen populärwissenschaftlichen Broschüren, Postwurfsendungen usw. wurden auch den Tagungsteilnehmern zur Verfügung gestellt. Dazu gehören u. a. die Broschüren „Guten Appetit — auf unsere Gesundheit“, „Vernünftig, abwechslungsreich, gesund“, „Wie sollen wir uns richtig ernähren?“, „Brief an die Hausfrauen“, „Lebensmittelvergiftung!“. Da die Eßgewohnheiten in den Familien, besonders auf dem Lande, noch sehr traditionsbehaftet sind, will man auf diese Weise besonders auch den Frauen moderne ernährungswissenschaftliche Kenntnisse und Küchenzubereitungsarten vermitteln.
Bei einer Ausstellung und Verkostung wurden einige neu- bzw. weiterentwickelte Fleisch-, Wurst-, Käse-, Fleischsalat- und Getränkeprodukte mit guten bis ausgezeichneten sensorischen Eigenschaften vorgestellt. Eine Schmelzkäsesorte enthält einen Zusatz von Hagebuttenkonzentrat, und je 200-g-Packung werden 50 mg Vitamin C garantiert. Die ausgestellten zwei Diätbrote werden mit einem Gewicht von zirka 200 g auf den Markt kommen, denn man ist der Ansicht, daß in den meisten Fällen nicht die ganze Familie, sondern nur einzelne Personen Diätbrot vorziehen oder dazu greifen müssen. Das verkostete neuentwickelte Holundersaftgetränk besitzt einen ausgezeichneten Geschmack und hat durchaus reale Marktchancen.

G. Pfaff

III. Internationales Symposium „Fortschritte bei der Räucherung von Lebensmitteln“, Warschau/VR Polen, 8.—10. 9. 1976

Wichtige Aspekte gaben neue technologische Konzepte: die Anwendung einer programmierten Räucherung und Pökelung, das Räuchern in der Gasphase sowie die Weiterentwicklung des Umwälzverfahrens.
In der Sektion 1 „Physikalische und chemische Vorgänge bei der Herstellung und bei der Anwendung von Rauch“ wurden die insgesamt noch geringen Kenntnisse über die physikalischen und chemischen Vorgänge beim Räuchern und dabei insbesondere beim Erzeugen und Anwenden von Rauch herausgestellt. In der Diskussion wurde festgestellt, daß die Räucherfärbung kaum von Räucherzeit oder Rauchkonzentration, sondern vorrangig von der Rauchzusammensetzung abhängt.
In der Sektion 2 „Analytik von Rauch und geräucherten Lebensmitteln“ wurde über Methoden für die quantitative Analyse von polyzyklischen Aromaten und Phenolen in geräucherten Lebensmitteln, Holzrauch und Räucherflüssigkeit berichtet. Über den Zusammenhang zwischen der Temperatur in den Räucherkammern und dem Benzpyren- und Phenolgehalt in Fischen wurde diskutiert. Es konnte festgestellt werden, daß bei der Erhöhung der Temperatur auch der Benzpyrengehalt ansteigt, aber der Phenolgehalt sinkt. Es besteht also keine Korrelation zwischen dem Benzpyrengehalt und dem Gesamtphenolgehalt.
In der Sektion 3 „Bedeutung der Rauchbestandteile für sensorische, bakteriostatische und antioxidative Effekte in geräucherten Lebensmitteln“ wurde der Einfluß einzelner Verbindungen bzw. Verbindungsklassen des Rauches auf den sensorischen, bakteriostatischen und antioxidativen Effekt von Rauch untersucht.
In der Sektion 4 „Erkenntnisse und Gesetzgebung im Zusammenhang mit der Beurteilung (Zulässigkeit, Unbedenklichkeit) von Rauch aus geräucherten Lebensmitteln“ kam man zu dem Standpunkt, daß trotz noch bestehender Schwierigkeiten in der Beurteilung ein realer Grenzwert (z. B. für Benzpyren 1 ppb) in Räucherprodukten angestrebt werden sollte, der eine Kontrolle und eine schrittweise Reduzierung krebserzeugender Stoffe bei der Herstellung von Rauch bei Lebensmitteln“ wurden
In der Sektion 5 „Neue Konzeptionen für die Technologie und die Konstruktionen zur Erzeugung und Anwendung von Rauch bei Lebensmitteln“ wurden die international erkennbaren Entwicklungstendenzen in vier Aspekten zusammengestellt:

1. Qualitätsverbesserung und -stabilisierung hinsichtlich gesundheitlicher Unbedenklichkeit (besonders Kanzerogenese), sensorischer Qualität und Haltbarkeit
2. Vervollkommnung der Steuerung und Kontrolle der Prozesse durch weitgehenden Einsatz von Meß-, Steuer- und Regeleinrichtungen, die die wesentlichen Prozeßgrößen beeinflussen und die Vorgänge sicher und reproduzierbar gestalten.
3. Intensivierung der Räucherprozesse insbesondere durch zeitliche Prozeßverkürzung mit Hilfe wärmetechnischer Optimierung der Kammer (Umluftprinzip, Strömungssteuerung) sowie durch Verbesserung der Raucherzeugung.
4. Neben geschlossenen Systemen weitgehender Einsatz von Rauchkondensaten, die z. T. eine hohe Aufbereitung und Fraktionierung erfahren haben. Die Rauchkondensate können in der Fleischindustrie durch Tauchen bzw. Berieseln der Erzeugnisse, durch Versprühen im Umluftkreislauf oder durch Verdampfen auf erhitzten Metallflächen angewendet werden. Bereits heute werden in den USA etwa 65% aller rauchbehandelten Fleischerzeugnisse mittels einer der o. g. Methoden mit Rauchkondensat behandelt.

W. Fritz

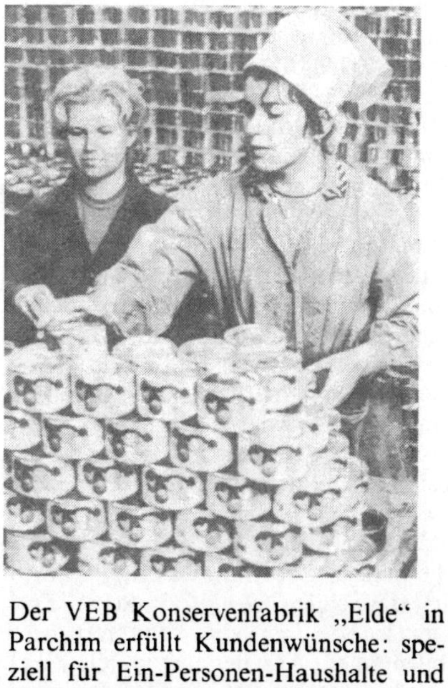

Der VEB Konservenfabrik „Elde“ in Parchim erfüllt Kundenwünsche: speziell für Ein-Personen-Haushalte und Rentner-Ehepaare sind diese $^1/_2$-Liter-Konserven bestimmt.

Rahmenthemenplan für die Weiterbildung leitender und mittlerer Mitarbeiter im Lebensmittelhandel (Groß- und Einzelhandel), der Gastronomie und der Gemeinschaftsverpflegung auf dem Gebiet der Ernährung

(Fortsetzung aus Heft 2 und Schluß)

Themenkomplex: Medizinische Grundlagen der Ernährung und der Diätetik

Bildungs- und Erziehungsziel für das Lehrgebiet

Die folgenden Ausführungen sollen den Lehrgangsteilnehmer befähigen, die für die genannten Krankheitsgruppen notwendigen Lebensmittelsortimente oder Speisen bereitzustellen. Dazu sind angemessene Kenntnisse zur optimalen Zusammensetzung der Nahrung, Kenntnisse auf dem Gebiet der Ernährungsphysiologie sowie eine Übersicht über die Zusammenhänge zwischen Ernährung und gesundheitlichen Störungen erforderlich.
Dem Mitarbeiter der Handelsorgane und der gesellschaftlichen Speisenwirtschaft muß bewußt sein, daß die Verordnung einer bestimmten Diät und die Diätberatung ausschließlich dem Arzt und der Diätassistentin obliegen.
Daraus ergibt sich die Verantwortung für das exakte, dem Krankheitsgeschehen entsprechende, bereitzustellende und anzubietende Waren- bzw. Speisensortiment.
Der Mitarbeiter des Handels und der gesellschaftlichen Speisenproduktion verwirklicht mit seiner Arbeit die gesundheitserzieherischen und gesundheitspolitischen Aufgaben seines Fachgebietes.

Feindisposition und Stundenaufteilung (Übersicht)

Themen	Stunden Normalprogramm	Stunden Kurzprogramm
Ernährung, Gesundheit und Leistung	4	1
Ernährungsbedingte Erkrankungen	3	1
Ernährungsabhängige Erkrankungen	4	2
Ernährungsprobleme ausgewählter Bevölkerungsgruppen aus medizinischer Sicht	4	1
	15	5

Stoffgliederung

Ernährung, Gesundheit, Leistung

- Bedeutung der Ernährung für die Erhaltung der Gesundheit unter besonderer Berücksichtigung von Stoffwechsel, Verdauung, Herz-Kreislauf und Atmung
- Ernährung zur Sicherung besonderer physiologischer Leistungen (u. a. körperlich-geistige Arbeit, Schwangerschaft, Stillperiode, extreme körperliche und geistige Bedingungen)
- Bedeutung der Hauptnährstoffe, Mineral- und Ballaststoffe für besondere physiologische Leistungen

Ernährungsbedingte Erkrankungen

- Erkrankungen durch Mangelernährung, wie Vitaminmangelerkrankungen, Erkrankungen durch kalorische- und Eiweißunterernährung
- Erkrankungen durch Überernährung: Kalorische-, Kohlenhydrat- und Fettüberernährung, wie Fettsucht mit häufigen Begleit- und Folgezuständen
- Lebensmittelallergien, wie Ei- oder Fischeiweißallergien
- Ernährungsbehandlung durch Optimierung der Nahrung unter Berücksichtigung spezieller Diäthinweise

Ernährungsabhängige Erkrankungen

- Enzymmangel bei Milchzuckerunverträglichkeit, Phenylketonurie u. a.
- Stoffwechselstörungen, wie Diabetes, Gicht, Fettstoffwechselstörungen
- Organerkrankungen, wie Magen-, Darm-, Leber-, Galle-, Bauchspeicheldrüsen-, Nierenerkrankungen
- Ernährungsbehandlung (Diätetik) durch Anpassen der Nahrungszufuhr entsprechend dem Krankheitsbild, bzw. Ausschalten von Nährstoffen

Ernährungsprobleme ausgewählter Bevölkerungsgruppen aus medizinischer Sicht

- Ernährung des Säuglings
- Ernährung des Kleinkindes
- Ernährung des Schulkindes in den verschiedenen Altersgruppen
- Ernährung des Jugendlichen
- Ernährung des Erwachsenen unter Berücksichtigung physischer und psychischer Belastungsfaktoren
- Ernährung des älteren und alten Menschen

Hinweise auf Literatur und Anschauungsmaterial

Bücher

Ketz, H. A.: Ernährung des gesunden Menschen; VEB Verlag Volk und Gesundheit, Berlin 1973
Autorenkollektiv: Betriebliche Gemeinschaftsverpflegung und Gewerkschaften; Verlag Tribüne, Berlin 1972
Ketz, H. A.: Lernen Sie essen; Lehrgang über gesunde Ernährung; Landwirtschaftsausstellung der DDR, 7113 Markkleeberg
Vetter, K.: Lexikon für das Gaststätten- und Hotelwesen; Verlag Die Wirtschaft, Berlin; Abschnitt: Ernährungsbedingte u. ernährungsabhängige Erkrankungen
Kirchmaier, M., M. Eggers, M. Möhr: Die Ernährung gesunder ein- bis dreijähriger Kinder in Krippen und Heimen; VEB Verlag Volk und Gesundheit, Berlin

Zeitschriften und Merkblätter

Diätempfehlungen der Sektion Diätetik der Gesellschaft für Ernährung in der DDR 1974, Potsdam-Rehbrücke
Ernährungsforschung, Wissenschaft und Praxis; Akademie-Verlag, Berlin ab 1974
Deutsches Gesundheitswesen Nr. 43 und 44/1970; Vetter: Die Niereninsuf-

fizienz und ihre diätetische Behandlung Lehrmaterialien für die Aus- und Weiterbildung von mittlerem medizinischen Personal; Institut für Weiterbildung der mittleren medizinischen Fachkräfte; Potsdam: Crecelius: Die Ernährung des kranken Menschen — Nr. 42
Remthum: Blutdruckanomalien — Nr. 116
Teumer/Schicht/Viertel: Abhandlung zur Methodik und Praxis der Diätberatung — Nr. 59
Gütz/Rosemann: Diät nach Magenresektion — Nr. 156
Hoffmann: Würzen in der Diätetik — Nr. 158
Dia-Reihen des Deutschen Hygiene-Museums in der DDR zur gesunden Ernährung
Tonfilme des Deutschen Hygiene-Museums in der DDR: „Ist Sattsein richtig ernährt"?

Themenkomplex: Lebensmittel-Warenkunde

Bildungs- und Erziehungsziel für das Lehrgebiet

Den Lehrgangsteilnehmern werden warenkundliche Kenntnisse über wichtige Lebensmittel des Normalsortiments, über diätetische Lebensmittel (Säuglings-, Säuglingsfertignahrung und Kinderzusatznahrung, Diabetiker-Lebensmittel, natriumarme Lebensmittel) und ihnen gleichgestellte Lebensmittel (kalorienreduzierte Lebensmittel) vermittelt.
Schwerpunkte der Stoffvermittlung sind dabei das jeweilige Sortiment, die Bedeutung für die Ernährung und die Verwendungsmöglichkeiten der Erzeugnisse sowie deren Qualitätserhaltung durch Warenpflege.
Die Lehrgangsteilnehmer sollen befähigt werden, ein den ernährungsphysiologischen und medizinischen Erkenntnissen entsprechendes Sortiment an Lebensmitteln und diätetischen Lebensmitteln bereitzustellen, den Verbrauchern die Verwendungsmöglichkeiten zu erläutern und die Qualität der Erzeugnisse durch sachgemäße Lagerung und Pflege zu erhalten.

Feindisposition und Stundenaufteilung (Übersicht)

Themen	Stunden Normalprogramm	Stunden Kurzprogramm
Lebensmittelrecht	2	1
Qualitätssicherung	3	2
Kohlenhydratreiche Lebensmittel	3	
Eiweißreiche Lebensmittel	3	2 (zusammen für Kohlenhydratreiche Lebensmittel, Eiweißreiche Lebensmittel, Fette)
Fette	3	
Vitamin- und mineralstoffreiche (kalorienarme) Lebensmittel	2	1 (zusammen für Vitamin- und mineralstoffreiche sowie Kalorienreduzierte Lebensmittel)
Kalorienreduzierte Lebensmittel	2	
Säuglings-, Säuglingsfertignahrung und Kinderzusatznahrung	2	1
Diabetiker-Lebensmittel	2	1
Natriumarme Lebensmittel		
Diätetische Lebensmittel für spezielle Krankheitsformen	1 (zusammen für Natriumarme Lebensmittel, Diätetische Lebensmittel für spezielle Krankheitsformen, Lebensmittel mit anregenden Inhaltsstoffen)	1 (zusammen für Natriumarme Lebensmittel bis Alkoholische Getränke)
Lebensmittel mit anregenden Inhaltsstoffen		
Alkoholische Getränke	1	
Gesundheitspflegemittel	1	1
	25	10

Stoffgliederung

Lebensmittelrecht

Gesetz über den Verkehr mit Lebensmitteln und Bedarfsgegenständen — Lebensmittelgesetz vom 30. 11. 1962

- Aufgaben
- Begriffsbestimmungen (Lebensmittel, diätetische Lebensmittel, Bedarfsgegenstände, Fremdstoffe)
- Grundsätze des Verkehrs mit Lebensmitteln
- Überwachung des Verkehrs mit Lebensmitteln

Kennzeichnung der Lebensmittel

- Etikettierungspflicht
- Kennzeichnungsordnung 1976; GBl I/26/76
- Kennzeichnung mit dem Warenzeichen ON[R] (Anwendungsrichtlinie zur Nutzung des Warenzeichens ON[R] des Warenzeichenverbandes „Diätetische Erzeugnisse" von 1973)

Haltbarkeitsdauer und Garantiefrist (Gütegewähr)
Bedeutung der Lebensmittelstandards für den Handel

Qualitätssicherung

Grundbegriffe

- Gebrauchswert und Gebrauchseigenschaften
- Qualität und Güte
- Qualitätsmaßstab
- Qualitätssicherung

Qualitätskontrolle im Lebensmittelhandel

Qualitätssicherung durch Warenpflege

- Warenschäden bei Lebensmitteln und ihre Ursachen (Qualitätsminderung, Schwund, Bruch, Verderb)
- Grundsätze der Warenpflege
- Methoden der Warenpflege und ihre Anwendung im Lebensmittelhandel

Kohlenhydratreiche Lebensmittel*

Mühlenerzeugnisse (Mehl, Nährmittel)
Backwaren (Brot, Dauerbackwaren)
Zucker und Zuckerwaren, Honig
Kakaoerzeugnisse

Eiweißreiche Lebensmittel*

Milch und Milcherzeugnisse
Eier
Fleisch und Fleischerzeugnisse
Geflügel und Geflügelerzeugnisse
Fische und Fischwaren

Fette

Butter
Margarine
Speiseöle

Vitamin- und mineralstoffreiche (kalorienarme) Lebensmittel*

Frischobst (einschl. Südfrüchte)
Frischgemüse
Obst- und Gemüseerzeugnisse

Kalorienreduzierte Lebensmittel*

Fette
Mayonnaisen und Remouladen
Fleisch- und Wurstkonserven
Sonstige kalorienreduzierte Lebensmittel

Säuglings-, Säuglingsfertignahrung und Kinderzusatznahrung*

Säuglingsnahrung auf Trockenmilchbasis einschl. Babysan
Säuglingsfertignahrung auf Obst- und Gemüsebasis (löffelfertige Breie)
Kinderzusatznahrung (trinkfertige Säfte aus Obst und Gemüse)
Lebensmittelrechtliche Bestimmungen

Diabetiker-Lebensmittel**

Begriffsbestimmung, Anforderungen und Kennzeichnung
Diabetiker-Feinbackwaren
Diabetiker-Obsterzeugnisse
Sonstige Diabetiker-Lebensmittel (Kakaoerzeugnisse, Getränke)
Zuckeraustauschstoffe und Süßungsmittel

Natriumarme bzw. kochsalzarme Lebensmittel

Anforderungen und Kennzeichnung
Sortiment
Verwendungsmöglichkeiten bei bestimmten Diätformen

Diätetische Lebensmittel für spezielle Krankheitsformen

Glutenfreie Erzeugnisse
Eiweißarme Mehle und Nährmittel
Bedeutung dieser diätetischen Lebensmittel bei Zöliakie und Phenylketonurie
Vertriebssystem, Zusammenarbeit mit dem Gesundheitswesen

Lebensmittel mit anregenden Inhaltsstoffen***
Kaffee
Tee
Physiologische Wirkung des Koffeins
Warenpflege

Alkoholische Getränke**

Bier
Spirituosen
Wein
Weinhaltige und weinähnliche Getränke
Wirkung des Alkohols auf den Organismus, Jugendgesundheitsschutz

Gesundheitspflegemittel

Begriff, Abgrenzung zu den diätetischen Lebensmitteln und Kennzeichnung
Sortimentsübersicht

* = Sortiment, Zusammensetzung, Bedeutung für die Ernährung, Warenpflege
** = Sortiment, Zusammensetzung, Warenpflege
*** = Sortiment

Hinweise auf Literatur und Anschauungsmaterial

Bücher

Grundke, G.: Grundriß der allgemeinen Warenkunde, Band II: Warenprüfung; 2., neubearbeitete Auflage, VEB Fachbuchverlag, Leipzig 1970
Grundke, G.: Grundriß der allgemeinen Warenkunde, Band III: Warenpflege-Verpackung; 4., neubearbeitete Auflage, VEB Fachbuchverlag, Leipzig 1976
Grundke, G.: Warenpflege Lebensmittel; 2., verbesserte Auflage, VEB Fachbuchverlag, Leipzig 1963
Krell, A.: Warenkunde Lebensmittel; 10. Auflage, VEB Fachbuchverlag, Leipzig 1971
Autorenkollektiv: Lebensmittel für die Diätetik (Warenkunde); Neuerscheinung Ende 1976, VEB Fachbuchverlag, Leipzig 1976
Herausgeber — Ministerium für Gesundheitswesen: Lebensmittelgesetz und damit im Zusammenhang stehende weitere Rechtsvorschriften; Staatsverlag der DDR, Berlin 1974, 4. Auflage
Autorenkollektiv: Lebensmittelchemie und Ernährungslehre; 1. Auflage, VEB Fachbuchverlag, Leipzig 1974

Themenkomplex: Nahrungszubereitung im Haushalt und in der gesellschaftlichen Speisenwirtschaft

Bildungs- und Erziehungsziel für das Lehrgebiet

Die Lehrgangsteilnehmer sollen nur befähigt werden, sachkundig zu beraten im Hinblick auf

- Anwendung geeigneter Garungsarten für bestimmte Produkte
- zweckmäßige Verarbeitungs- und Zubereitungshinweise
- Hinweise auf Lagerfähigkeit und Lagerbedingungen
- Vermeidung unnötiger Nährwertverluste und Qualitätsminderungen
- Hinweise auf Verwendung geeigneter Gewürze und Würzmittel und ihre richtige Handhabung

Feindisposition und Stundenaufteilung (Übersicht)

Themen	Stunden Normalprogramm	Stunden Kurzprogramm
Zweck und Formen der Nahrungszubereitung, Garungsarten	1	1
Nährstoffverluste bei der Lagerung, Vorbereitung und Zubereitung	2	
Umfang, Bedeutung, Aufgaben und Entwicklung der Gemeinschaftsverpflegung	1	1
Grundsätze der Kostplangestaltung und Nährwertberechnung	2	
Forderungen der Gemeinschaftsverpflegung an den Großhandel, Gegenstände vertraglicher Beziehungen	2	1
Gesetzliche Regelungen für die Gemeinschaftsverpflegung	2	
	10	3

Stoffgliederung

Zweck und Formen der Nahrungszubereitung, Garungsarten

- Unterscheidung zwischen Vorbereiten, Garen, (Zubereiten unter Hitzeanwendung) und biochemischen Zubereitungsverfahren (Milchsäuregärung, alkoholische Gärung, Reifung, Salzgare)
- Zweck des Vorbereitens: Entfernung unerwünschter Begleitstoffe oder Teile, Säuberung, Formgebung, Zerkleinerung, Quellen
- Zweck des Garens: Aufschließen und Lockern des Gewebes, Konsistenzveränderungen, Formstabilisierung, Erhöhung der Verdaulichkeit, Erhöhung der Vielfalt des Speisenangebots und der Geschmacksvarianten, Entwicklung von Aromastoffen, Inaktivierung von Enzymen und unverträglichen Inhaltsstoffen, Keimzahlverminderung
- Nachteile: Verluste an essentiellen Nährstoffen und Inhaltsstoffen mit bestimmten physiologischen Wirkungen
- Vorteile durch Einsatz von Fix-Fertig-Erzeugnissen
- Definitionen und Kriterien der 9 wichtigsten Garungsarten: (Kochen, Dünsten, Dämpfen, Garziehen, Braten, Schmoren, Backen, Fritieren, Grillen; Art und Menge

des wärmeübertragenden Mediums, Temperaturverlauf, Art des Energieübergangs)
— Allgemeine Vorgänge beim Garen (wichtigste chemische und physikalische Veränderungen)
— Wichtigste Anwendungsbereiche der einzelnen Garungsarten
— Garzeiten
— Bewertung der Garungsarten hinsichtlich Nährwerterhaltung und Genußwertentwicklung

Nährstoffverluste bei der Lagerung, Vorbereitung und Zubereitung

— Wichtigste Verderbsursachen, ihre Wirkungsweise sowie Möglichkeiten zur Verhütung des Verderbs
— Lagerfähigkeit bestimmter Erzeugnisse in Abhängigkeit von der Konservierungsart und den Aufbewahrungsbedingungen
— Allgemeine Einflußfaktoren auf den Nährstoffverlust (Hitze, Enzyme, pH-Wert, Sauerstoff, Licht)
— Stabilität der einzelnen Nährstoffe
— Wichtigste Verlustquellen (z. B. Stehen zerkleinerter Gemüse, Auslaugen, Überschreiten der Garzeiten, Warmhalten, Thermostransport, Wahl einer ungeeigneten Garungsart)
— Minderung des Genußwertes
— Allgemeine Verhaltensregeln
— Moderne Lagerhaltung unter besonderer Beachtung der Erhaltung des Nährwertes und der kontinuierlichen Belieferung der Gemeinschaftsverpflegungseinrichtungen

Umfang, Bedeutung, Aufgaben und Entwicklung der Gemeinschaftsverpflegung

— Definition der Begriffe:
  - Gesellschaftliche Speisenwirtschaft
  - Gemeinschaftsverpflegung
  - Gastronomie
  - Industrielle Speisenproduktion

  Unterschiede und Abgrenzungen
— Gesamtleistungsumfang, Leistungen der Teilbereiche, Vergleich der Leistungen mit der Gastronomie
— Volkswirtschaftliche Bedeutung, leistungsmäßige Einordnung in die gesamte Volkswirtschaft, Vergleiche mit der Lebensmittelindustrie
— Gemeinschaftsverpflegung ist Einflußgröße auf Arbeitsklima, Arbeitsproduktivität, Nationaleinkommen, Bestandteil sozialistischer Arbeits- und Lebensbedingungen
— Volksgesundheitliche Bedeutung
— Aufgaben (Reproduktion der Arbeitskraft, Erhaltung der Gesundheit, Entlastung der berufstätigen Frau, Bestandteil der Arbeitskultur, Vorbildwirkung für gesunde Ernährung)
— zurückliegende Entwicklung und Einschätzung der zukünftigen Entwicklung

Grundsätze der Kostplangestaltung und Nährwertberechnung

— Grundsätze der Kostplangestaltung (spezifische physiologische Bedürfnisse der Verbrauchergruppen, kochtechnische und küchentechnische Möglichkeiten, fachliche Grundregeln, Ernährungsgewohnheiten, Verfügbarkeit der Lebensmittel)
— Methodik der Nährwertberechnung
— Hilfsmittel der Nährwertberechnung und der Kostplangestaltung für Haushalt und Großküche (Nährwerttabellen, Rezepturensammlungen, Kochbücher, Musterspeisenpläne, EDV-Programme, Rezepturenkartei)

Forderungen der Gemeinschaftsverpflegung an den Großhandel

— Anforderungen an Sortiment, Verpackung, Verpackungseinheit, Qualität und deren Begründung
— Aufbau und Durchsetzung von Maßnahmen der Qualitätssicherung
— Gegenstände vertraglicher Beziehungen (Qualitätsansprüche, Lieferbedingungen, Leistungsumfang usw.) Beispiele von Grundsatzentscheidungen des staatlichen Vertragsgerichtes (z. B. Lieferung geschälter Kartoffeln), Musterverträge

Die wichtigsten gesetzlichen Regelungen für die Gemeinschaftsverpflegung

— Lebensmittelgesetz vom 30. 10. 1962 und seine DB
— AO zur Durchsetzung des kürzesten Warenweges, insbesondere des Direktbezuges für Frischgemüse und Frischobst vom 30. 3. 1963
— AO über die hygienische Einrichtung und Überwachung von Gemeinschaftsküchen vom 18. 10. 1963
— VO über die Gestaltung der Vertragsbeziehungen zwischen den Räten der Städte und Gemeinden und den Betrieben zur weiteren Verbesserung der Arbeits- und Lebensbedingungen der Werktätigen vom 17. 6. 1968.
— AO über die Verpflegung der Werktätigen in den Betrieben unter Berücksichtigung der Schweregrade der Arbeit vom 24. 6. 1974
— VO über die Schüler- und Kinderspeisung vom 16. 10. 1975 und DB
— Kennzeichnungs-VO vom 23. 12. 1975
— Hinweise zur Einführung von Wahlessen in den staatlichen Feierabend- und Pflegeheimen vom 9. 10. 1964, Verfügungen und Mitteilungen des Ministeriums für Gesundheitswesen Nr. 21, vom 5. 11. 1964
— Anweisung über die Ernährung der Bewohner staatlicher Feierabend- und Pflegeheime vom 11. 6. 1968, Verfügungen und Mitteilungen des Ministeriums für Gesundheitswesen, SD vom 10. 7. 1968
— Ordnung über den durchschnittlichen Lebensmitteleinsatz in Krippen und Heimen, Verfügungen und Mitteilungen des Ministeriums für Gesundheitswesen Nr. 17, vom 10. 10. 1974

Hinweise auf Literatur und Anschauungsmaterial

Literatur

Autorenkollektiv: Lebensmittellexikon, VEB Fachbuchverlag Leipzig, 1977
Zobel, M. u. F. Wnuck: Neuzeitliche Gemeinschaftsverpflegung, Band I; VEB Fachbuchverlag, Leipzig
Autorenkollektiv: Ernährungs- und Lebensmittellehre; 5. Auflage, VEB Fachbuchverlag, Leipzig 1973
Wieloch, E.: Gesund durch Gemüse — roh und gekocht; Gesund durch Obst — roh und gekocht; VEB Fachbuchverlag, Leipzig
Zobel, M., H. Weibelzahl, L. Mrose: Rohkost (mit über 300 Rezepturen und einem Musterspeisenplan); VEB Fachbuchverlag, Leipzig 1973
Autorenkollektiv: Gaststätten-Lexikon; Verlag Die Wirtschaft, Berlin 1972

Anschauungsmaterial

EDV-optimierte Speisenplanmuster
Dia-Reihe Gartechniken, Bestell-Nr. 322, Buchhaus Leipzig, Abt. Standard und Lehrbedarf, 701 Leipzig, PSF 140
Lehrtafel E 7 „Garmethoden" des Deutschen Hygiene-Museums in der DDR, Dresden, Lingnerplatz 1

Die Fotos in diesem Heft stammen sämtlich von ADN-Zentralbild.
Zeichnungen: Karin Becke.

Auf der letzten Umschlagseite setzen wir den Abdruck der Rezepturen für kalorienreduzierte Werkessen fort.

33 Brühe, Hering — Hausfrauen-Art, Salzkartoffeln

Rezeptur für 10 Portionen

Brühe, abgefettet	1700 ml
Petersilie	20 g
Salzhering	2000 g
Zwiebeln	300 g
Äpfel	500 g
Gurke	500 g
Joghurt (Vollmilch)	1000 ml
Schnittlauch	20 g
Kartoffeln, netto	2000 g
Salz	

Anzurichtende Menge je Portion

Brühe, 1 Tasse	170 ml
Heringsfilet	100 g
Tunke mit Einlage	200 g
Kartoffeln	200 g

Ernährungsphysiologischer Wert je Portion

Kalorien	470 kcal
Eiweiß	25 g
Fett	16 g
Kohlenhydrate	51 g
Kalzium	270 mg
Eisen	4,2 mg
Vitamin A	0,2 mg
Vitamin B_1	0,33 mg
Vitamin B_2	0,64 mg
Vitamin C	25 mg

34 Beerenkaltschale, Gemüsefrikassee mit verlorenem Ei, Petersilienkartoffeln

Rezeptur für 10 Portionen

Beeren	600 g
Zucker	100 g
Zitronen	125 g
Rotwein	150 ml
Johannisbeermost	300 ml
Wasser	400 ml
Stärkemehl	20 g
Fruchtsirup	50 g
wenig Salz	
Möhren	800 g
Blumenkohl	500 g
Junge Erbsen FF	300 g
Grüne Bohnen	500 g
Margarine	50 g
Butter	50 g
Weizenmehl W 630	40 g
Trinkvollmilch	500 ml
Zitrone	125 g
Salz	
Petersilie	20 g
Eier	10 St.
Salz, Essig	
Kartoffeln, netto	1500 g
Salz	
Petersilie	20 g

Anzurichtende Menge je Portion

Kaltschale, 1 Tasse	170 ml
Gemüsefrikassee	150 g
Ei	1 St.
Petersilienkartoffeln	200 g

Ernährungsphysiologischer Wert je Portion

Kalorien	495 kcal
Eiweiß	17 g
Fett	15 g
Kohlenhydrate	70 g
Kalzium	200 mg
Eisen	4,7 mg
Vitamin A	3,3 mg
Vitamin B_1	0,43 mg
Vitamin B_2	0,76 mg
Vitamin C	57 mg

35 Mischgemüse mit verlorenem Ei, Petersilienkartoffeln, Speiseeis

Rezeptur für 10 Portionen

Möhren	600 g
Blumenkohl	400 g
Grüne Bohnen	400 g
Kohlrabi	600 g
Margarine/Butter	80 g
Weizenmehl W 630	30 g
Trinkvollmilch	100 ml
Gemüsedünstsaft	300 ml
Salz, Bohnenkraut	
Petersilie	
Eier	10 St.
Salz, Essig	
Kartoffeln, netto	2000 g
Salz	
Petersilie	10 g
Speiseeis, einfach	1000 g

Anzurichtende Menge je Portion

Mischgemüse	200 g
verlorenes Ei	1 St.
Kartoffeln	200 g
Speiseeis	100 g

Ernährungsphysiologischer Wert je Portion

Kalorien	505 kcal
Eiweiß	19 g
Fett	17 g
Kohlenhydrate	66 g
Kalzium	270 mg
Eisen	4,5 mg
Vitamin A	2,9 mg
Vitamin B_1	0,45 mg
Vitamin B_2	0,62 mg
Vitamin C	31 mg

36 Fruchtsuppe, saure Eier auf Kartoffelbrei, Tomaten-Gurken-Salat

Rezeptur für 10 Portionen

gem. Kompott	500 g
Safalin	20 Tabl.
Stärkemehl	30 g
Zitronenschale, Zimt, Nelke	
Eier	20 St.
Speck	50 g
Zwiebeln	50 g
Weizenmehl W 630	80 g
Trinkvollmilch	200 ml
Salz, Zucker, Essig	
Schnittlauch	20 g
Kartoffeln, netto	2000 g
Trinkvollmilch	200 ml
Salz, Muskat	
Tomaten	500 g
Gurke	500 g
Kräuter	20 g
Salz, Zucker	
Zwiebeln	50 g

Anzurichtende Menge je Portion

Fruchtsuppe, 1 Tasse	170 ml
Eier	2 St.
Tunke	100 ml
Kartoffelbrei	250 g
Salat	100 g

Ernährungsphysiologischer Wert je Portion

Kalorien	465 kcal
Eiweiß	21 g
Fett	18 g
Kohlenhydrate	56 g
Kalzium	175 mg
Eisen	5,3 mg
Vitamin A	0,85 mg
Vitamin B_1	0,42 mg
Vitamin B_2	0,64 mg
Vitamin C	25 mg

Zubereitungsanleitung

Das Wasser mit wenig Salz aufkochen, mit eingerührtem Stärkemehl binden und erkalten lassen. Die verlesenen gewaschenen Beeren gezuckert einige Zeit stehen lassen und mit Rotwein und Most in die Stärkelösung einrühren. Die Kaltschale mit Zitronensaft und Sirup abschmecken.

Die Gemüse putzen und zerkleinern bzw. antauen und mit wenig Salz und Wasser dünsten. Mehl in Butter und Margarine hell schwitzen, mit Milch und Dünstsaft 10 min kochen, mit Zitronensaft abschmecken und mit gehackter Petersilie unter das Gemüse mischen.

Frische Eier in wenig gesalzenes, leicht gesäuertes kochendes Wasser vorsichtig einschlagen, 3 min mäßig kochen und auf dem Gemüse anrichten.

Salzkartoffeln wie üblich zubereiten und mit gehackter Petersilie bestreut anrichten.

Zubereitungsanleitung

Die Heringe putzen und filetieren bzw. die halbe Menge Heringsfilets oder milde Deli-Heringe verwenden.

Feine Zwiebelstreifen, in Scheiben gehobelte, ausgeschnittene Äpfel und ebenfalls in Scheiben gehobelte Gurken mit dem Joghurt vermischen, abschmecken und Schnittlauch zugeben. Die Heringsfilets mit dieser Mischung überdecken.

Salzkartoffeln wie üblich zubereiten.

Zubereitungsanleitung

Die Kompottfrüchte zerkleinern, mit 1 l Wasser einschl. Kompottsaft und Gewürzen aufkochen, mit eingerührtem Stärkemehl binden und mit zerstoßenen Safalintabletten abschmecken. Die Suppe kann warm und kalt verzehrt werden.

Aus Speck, feinen Zwiebelwürfeln und Mehl helle Schwitze bereiten, mit Milch glattrühren, Wasser oder entfettete Brühe zugießen und 10 min kochen. Die Tunke pikant abschmecken und Schnittlauch zugeben.

Eier kalt ansetzen, 4 min kochen und abpellen oder verlorene Eier zubereiten, auf Kartoffelbrei anrichten und mit Tunke überdecken.

Zu Scheiben oder Spalten geschnittene Tomaten und in halbe Scheiben gehobelte Gurken würzen und feine Zwiebelwürfel und gehackte Kräuter zugeben.

Zubereitungsanleitung

Die Gemüse putzen, zerkleinern und mit wenig Wasser dünsten. Aus Margarine und Mehl eine helle Schwitze bereiten, mit Milch und Gemüsedünstwasser glattkochen, würzen und das Gemüse damit binden.

Die frischen Eier in kochendes, wenig gesalzenes und gesäuertes Wasser einschlagen und 3 min bei annäherndem Kochen garziehen lassen.

Die verlorenen Eier auf den Gemüsen mit Petersilie bestreut anrichten.

Salzkartoffeln wie üblich zubereiten und mit gehackter Petersilie bestreut anrichten.